基层医师口袋书系列

中国慢性疾病防治基层医生诊疗手册
神经病学分册（下）——癫痫
2016年版

Handbook of Prevention and Treatment of Non-Communicable Disease
—Neurology，Part Ⅱ，Epilepsy

中国老年学和老年医学学会
中国老年学学会心脑血管病专业委员会 编著

系列丛书主编 胡大一
分册主编 王拥军
分册副主编 周 东

专家组成员（按姓氏拼音排序）
丁美萍 姜玉武 廖卫平 林卫红
刘 凌 王 群 王小姗 王拥军
王玉平 周 东 朱国行

北京大学医学出版社

ZHONGGUO MANXING JIBING FANGZHI JICENG YISHENG ZHENLIAO SHOUCE SHENJINGBINGXUE FENCE(XIA)——DIANXIAN 2016 NIAN BAN

图书在版编目(CIP)数据

中国慢性疾病防治基层医生诊疗手册. 神经病学分册. 下，癫痫：2016年版/中国老年学和老年医学学会，中国老年学学会心脑血管病专业委员会编著. —北京：北京大学医学出版社，2016.8（2020.11重印）

ISBN 978-7-5659-1461-4

Ⅰ. ①中…　Ⅱ. ①中…　Ⅲ. ①慢性病—诊疗—手册 ②癫痫—诊疗—手册　Ⅳ. ①R4-62②R742.1-62

中国版本图书馆CIP数据核字（2016）第206207号

中国慢性疾病防治基层医生诊疗手册　神经病学分册（下）——癫痫 2016年版

编　　著：中国老年学和老年医学学会
中国老年学学会心脑血管病专业委员会
出版发行：北京大学医学出版社
地　　址：（100083）北京市海淀区学院路38号
北京大学医学部院内
电　　话：发行部 010-82802230；图书邮购 010-82802495
网　　址：http://www.pumpress.com.cn
E - mail：booksale@bjmu.edu.cn
印　　刷：北京信彩瑞禾印刷厂
经　　销：新华书店
责任编辑：高　瑾　　**责任校对**：金彤文　　**责任印制**：李　啸
开　　本：787mm×1092mm　1/32　**印张**：3.375　**字数**：60千字
版　　次：2016年8月第1版　2020年11月第4次印刷
书　　号：ISBN 978-7-5659-1461-4
定　　价：9.20元

序

2014年3月底，据国家卫计委信息统计中心公布全国医疗卫生机构数达97.8万个，其中基层医疗卫生机构91.8万个。中国基层医疗卫生机构在全国医疗卫生机构中所占比例为93.87%。提高基层医疗服务水平势在必行。

《中共中央国务院关于深化医药卫生体制改革的意见》和《医药卫生体制改革近期重点实施方案（2009—2011年）》明确提出要“健全基层医疗卫生服务体系”“加强基层医疗卫生人才队伍建设”“着力提高基层医疗卫生机构的服务水平和质量”。基层卫生服务人员是基本卫生服务项目的主力军，是影响基本医疗和基本卫生服务的数量、质量和效果的核心要素。基层人才队伍的建设是政府“强基层”的核心内容。

由于补偿机制不完善，我国基层卫生医疗服务机构缺乏稳定的经费投入及增长机制，基本建设还比较薄弱，工作环境和条件相对较差，人员工资水平较低，难以吸引人才，特别是在农村地区。同时，基层医疗卫生机构自身所能提供的继续医学教育项目少，而要向本单位的卫生技术人员提供全员性的经费支出往往难以承受；参加继续医学教育学习一定程度上也会使基层医生个人的工资、奖金受到不同程度影响。这些都会降低基层卫生技术人员参与继续医学教育的积极性和学习热情。因此，着力提高基层医务人员的专业技术水平对于改善我国非传染性疾病的防治现状至关重要。

面对中国基层医疗卫生事业发展的巨大需求，由中国老年学和老年医学学会及其下属的老年心脑血管病专业委员会、中国康复医学会心血管病预防与康复专业委员会、中国心脏联盟等学术机构组织专家，于2014年面向基层医院推出“中国慢性疾病防治基层医生诊疗手册”系列口袋书。专家组充分考虑基层医务人员和基层医疗机构的需求，注重实用性。希望本系列口袋书能为基层医务人员的日常临床诊疗实践提供有益的指导。本系列口袋书包括基层常见病种。2014 年已完成《中国慢性疾病防治基层医生诊疗手册心血管疾病分册》(包含高血压、急性冠状动脉综合征、心律失常、双心医学四个领域)的撰写；2015 年在纪立农教授带领下编写完成了《中国慢性疾病防治基层医生诊疗手册糖尿病分册》(包含糖尿病的诊断和预防、血糖监测、常用口服降糖药物、胰岛素、糖尿病并发症、心血管危险因素控制、糖尿病教育和住院患者血糖管理七个领域)。今后还将继续纳入其他常见疾病。衷心祝贺在王拥军教授带领下组织编写的《中国慢性疾病防治基层医生诊疗手册神经病学分册(下)——癫痫》在今年 9 月顺利完成。我相信，它将为基层医院常见神经系统疾病的防治提供有益的指导。

中华预防医学会　副会长
中国控制吸烟协会　会长
中国老年学和老年医学学会心脑血管病专业委员会　主任委员
中国心脏联盟　主席
中国县医院联盟　主席
国际亚欧科学院　院士
北京大学人民医院心血管疾病研究所　所长

2016.8.15

前言

2015年9月国务院办公厅印发《关于推进分级诊疗制度建设的指导意见》(以下简称意见)，部署加快推进分级诊疗制度建设，形成科学有序的就医格局，提高人民健康水平，进一步保障和改善民生。意见中要求以高血压、糖尿病、肿瘤、心脑血管疾病等慢性病为突破口，开展分级诊疗试点工作，合理配置医疗资源、促进基础医疗卫生服务均等化；强调以基层为重点，完善分级诊疗服务体系，加强基层医疗卫生人才队伍建设，提升基层医疗卫生服务能力。

对于基层县级医院医生来说，脑卒中和癫痫是最常见的神经内科疾病。本书按照神经内科疾病临床诊疗流程，以问答的形式将脑卒中和癫痫疾病诊疗方法呈现出来，力求为临床医生提供一套简便实用的神经病学诊疗手册。希望通过此手册发行后的一系列相关医学继续教育培训活动，进一步提高基层医院的脑卒中和癫痫规范化诊疗水平，更好地为广大患者服务。

在此，衷心感谢全体编撰人员付出的努力与心血!

由于本手册成文时间较短，难免存在诸多不当之处，望读者不吝指正，以便我们在今后工作中不断改进。

王拥军

2016年8月

目　录

第一章　癫痫的诊断及分类……1
1. 癫痫的相关概念……1
1.1 癫痫发作及癫痫的定义是什么?……1
1.2 癫痫综合征的概念?……1
1.3 什么是耐药性（难治性）癫痫?……2
1.4 如何定义癫痫持续状态?……2
2. 癫痫发作的分类……3
2.1 目前国际公认的癫痫发作分类标准是什么?……3
2.2 常见癫痫发作类型有哪些?……4
2.3 何为反射性发作?……4
2.4 癫痫持续状态应如何分类?……5
2.5 惊厥性癫痫持续状态有什么临床表现?……6
2.6 非惊厥性癫痫持续状态有什么临床表现?……6
3. 癫痫和癫痫综合征的分类……7
3.1 癫痫和癫痫综合征的分类依据是什么?……7
3.2 婴幼儿常见癫痫和癫痫综合征……8
3.3 青少年期常见癫痫和癫痫综合征……8
3.4 部位相关性癫痫和癫痫综合征……9
4. 癫痫的诊断及鉴别诊断……10
4.1 癫痫的诊断步骤是什么?……10
4.2 癫痫的问诊要点有哪些?……11
4.3 对诊断癫痫有重要意义的常见辅助检查有哪几种?……12
4.4 癫痫的诊断依据是什么?……13
4.5 诊断癫痫时需注意哪些问题?……13

4.6 癫痫需与哪些疾病进行鉴别? …… 13
5. 癫痫的病因及预后 …… 15
5.1 不同年龄段癫痫患者的常见病因（表 1.1）? …… 15
5.2 癫痫常见的遗传性病因有哪些? …… 15
5.3 癫痫常见获得性病因有哪些? …… 16
5.4 引起癫痫持续状态的常见原因有哪些? …… 16
5.5 影响癫痫预后的主要因素有哪些? …… 16
5.6 癫痫综合征的预后如何? …… 17

第二章　癫痫的治疗 …… 19

1. 癫痫的药物治疗 …… 19
1.1 开始抗癫痫药物治疗的时机? …… 19
1.2 常用抗癫痫药物有哪些? …… 19
1.3 常用抗癫痫药物的用法、用量? …… 20
1.4 选择抗癫痫药物的原则有哪些? …… 20
1.5 如何提高癫痫患者服药的依从性? …… 24
1.6 抗癫痫药物有哪些常见不良反应? 应如何处理? …… 25
1.7 抗癫痫药物会引起肥胖吗? …… 25
1.8 服用抗癫痫药物患者需监测哪些实验室指标? …… 25
1.9 抗癫痫药物治疗减药至停药的指征是什么? …… 25
1.10 减药、停药后癫痫复发的危险因素有哪些? 停药后复发需如何处理? …… 28
1.11 哪些药物可能诱发、加重癫痫? …… 28
1.12 难治性癫痫如何选择药物治疗? …… 29
1.13 什么是生酮饮食治疗? 如何进行生酮饮食? …… 29
2. 癫痫的外科治疗 …… 30
2.1 哪些患者需考虑手术治疗? …… 30
2.2 癫痫手术治疗的禁忌证有哪些? …… 31

2.3 癫痫手术有哪些主要手术方式? …… 31
2.4 癫痫外科手术后抗癫痫药物治疗需遵循哪些原则? …… 32
2.5 癫痫外科手术后随访的内容有哪些? …… 32
2.6 手术效果如何评估? …… 33
2.7 儿童是否需尽早接受癫痫外科手术? …… 34
3. 癫痫持续状态的治疗 …… 35
3.1 对癫痫持续状态患者应进行哪些一般处置? …… 35
3.2 如何治疗惊厥性癫痫持续状态? …… 35
3.3 非惊厥性癫痫持续状态应如何处置? …… 35
3.4 癫痫持续状态常见的并发症有哪些? 应如何处置? …… 37
3.5 癫痫持续状态的预后如何? …… 37

第三章　特殊人群的癫痫 …… 39

1. 女性癫痫 …… 39
1.1 女性癫痫患者有哪些神经心理学变化? …… 39
1.2 癫痫及抗癫痫药物与患者激素水平的相互影响? …… 40
1.3 女性性功能、生育功能是否受癫痫及抗癫痫药物影响? …… 40
1.4 癫痫及抗癫痫药物会影响青少年女性生长发育吗? …… 40
1.5 什么是月经性癫痫? 应如何处理? …… 41
1.6 女性癫痫患者能否结婚和生育? …… 42
1.7 女性癫痫患者避孕有哪些注意事项? …… 42
1.8 如何对女性癫痫患者进行孕前指导及妊娠期用药建议? …… 42
1.9 孕期服用抗癫痫药物是否会导致胎儿畸形? …… 43
1.10 女性癫痫患者如何选择分娩方式? …… 44
1.11 女性癫痫患者可以母乳喂养后代吗? …… 44
1.12 绝经后女性癫痫患者服用抗癫痫药物有哪些注意事项? …… 45
2. 儿童癫痫 …… 45
2.1 儿童癫痫的常见原因有哪些? …… 45

2.2 热性惊厥与儿童癫痫应如何鉴别？及其处理原则？……46
2.3 儿童癫痫的鉴别诊断（表 3.1）？……47
2.4 儿童患者选择抗癫痫药物有哪些注意事项？长期用药是否会影响智力发育？……47
2.5 儿童癫痫患者可以接受正常预防接种吗？……48
2.6 癫痫及抗癫痫药物对儿童的生长发育有影响吗？……48
2.7 如何对儿童癫痫患者进行防护？……49
3. 老年癫痫……49
3.1 老年癫痫的常见病因有哪些？……49
3.2 老年癫痫有什么临床特点？……50
3.3 老年癫痫应与哪些疾病鉴别？……51
3.4 老年癫痫患者选择抗癫痫药物的原则是什么？……51
3.5 合并其他全身疾病的老年癫痫患者应怎么选择抗癫痫药物？……51
3.6 癫痫及抗癫痫药物会加重骨质疏松吗？……51
3.7 老年癫痫患者预后如何？……52

第四章　脑电图在癫痫诊断治疗中的应用……53

1. 脑电图在癫痫的诊断、治疗中有何作用？……53
2. 脑电图监测的种类有哪些？应该怎么选择？……53
3. 癫痫患者脑电图检查的敏感性与特异性如何？……55
4. 脑电监测的时机怎么把握？……55
5. 脑电图有哪些基本特征？……56
6. 正常成人清醒及睡眠脑电图有何特点？……57
7. 常见的脑电图改变有哪些？……58
8. 癫痫发作期的脑电图改变有哪些特点？……58
9. 常见癫痫发作类型的发作期脑电图有什么特征？……58
10. 如何解读脑电图报告？……60

第五章　影像学在癫痫诊断治疗中的应用……………………61

1. 神经影像学在癫痫诊断、治疗中有何作用？……………………61
2. 常用的神经影像学检查方法有哪些？……………………61
3. 头颅计算机化断层显像（CT）/ 磁共振成像（MRI）在癫痫诊断和治疗中的优缺点有哪些？……………………61
4. 癫痫患者 MRI 检查有哪些注意事项？……………………62
5. 癫痫常见病因的头颅 CT 和 MRI 图像有何特征？……………………62
6. 易被误判为癫痫病因的常见结构异常有哪些？……………………63

第六章　癫痫共病……………………65

1. 癫痫的常见共病包括哪些？……………………65
2. 怎样识别癫痫合并抑郁及如何处理？……………………65
3. 怎样诊断癫痫合并焦虑及如何处理？……………………66
4. 癫痫患者会经常头痛吗？癫痫并发偏头痛的处理原则是什么？……………………67
5. 怎样识别癫痫合并双相情感障碍及如何处理？……………………67
6. 怎样识别癫痫合并孤独症及如何处理？……………………68
7. 怎样识别儿童癫痫患者合并注意缺陷障碍（ADHD）及如何处理？……………………68
8. 怎样识别癫痫合并人格障碍及如何处理？……………………69
9. 癫痫并发精神病性障碍的诊断要点和处理原则是什么？……69

第七章　癫痫患者的综合管理……………………71

1. 病情日记应记录哪些内容？……………………71
2. 如何观察药物的疗效和不良反应？……………………71
3. 漏服药物该怎么办？……………………72
4. 食物与癫痫发作是否有关？是否需服用复合维生素？…………72

5. 癫痫患者同时服用其他药物时有哪些注意事项？ …………………… 73
6. 癫痫患者家属应如何照顾患者？ ………………………………………… 73
7. 癫痫患者家中有哪些易伤害患者的设施需要注意？ ……………… 74
8. 如何改善癫痫患者的生活质量？ ………………………………………… 75
9. 怎么减轻癫痫患者的心理压力？ ………………………………………… 75
10. 日常生活中，需要提醒癫痫患者注意的问题有哪些？ ………… 76
11. 癫痫患者可以正常上学、工作、驾驶吗？ ……………………………… 76
12. 癫痫患者如何获得更多可靠的相关信息？ ……………………………… 77

第一章

癫痫的诊断及分类

1. 癫痫的相关概念

1.1 癫痫发作及癫痫的定义是什么?

癫痫发作（seizure），是指由不同病因引起，脑部神经元异常和过度超同步化放电所导致的临床现象。具有发作性、短暂性、刻板性的特点。特征是突发性和一过性症状，可以表现为感觉、运动、自主神经、意识、精神、记忆、认知或行为的异常。按照有无急性诱因，癫痫发作可分为诱发性发作和非诱发性发作，诱发性发作最常见于中枢神经系统疾病（感染、卒中等）或全身系统性疾病（血糖异常、电解质紊乱等）的急性期，非诱发性发作是指找不到明确的急性诱因。

癫痫（epilepsy），是一种脑部疾病，符合下列任何一个条件即可诊断为癫痫：①至少两次非诱发性（或反射性）痫性发作，间隔时间大于等于 24h；②一次非诱发性（或反射性）痫性发作，且基于脑电图（EEG）、影像、既往史等综合判断患者很可能再发（再发风险高于 60%）；③诊断为癫痫综合征。

1.2 癫痫综合征的概念?

癫痫综合征是指由一组症状和体征组成的特定的癫痫

现象，具有特定的临床特征、病因及预后。临床上在明确诊断癫痫及其发作类型后，应结合发病年龄、发作类型、发作的时间规律和诱发因素、脑电图特征、影像学结果、家族史、既往史、对药物的反应及转归等资料，根据已被接受的癫痫综合征分类列表尽可能做出癫痫综合征类型的诊断。其对于治疗选择、判断预后等方面具有重要意义。

1.3 什么是耐药性（难治性）癫痫？

耐药性癫痫又称为难治性癫痫或顽固性癫痫，指经规范、足量使用两种或两种以上合适且可耐受的抗癫痫药物方案治疗（不论是单药治疗还是多种药物的组合），仍不能控制发作的癫痫。

1.4 如何定义癫痫持续状态？

惊厥性癫痫持续状态指发作持续超过 30min 以上的癫痫发作，或两次发作间意识没有完全恢复。非惊厥性癫痫持续状态的持续时间尚无定论。为了强调早期干预在癫痫持续状态治疗中的重要性，目前国际上将惊厥性癫痫持续状态的持续时间定义为 5min；伴有意识改变的局灶性癫痫持续状态定义为 10min；失神持续状态的发作时间定义为超过 10 ～ 15min。其他类型持续状态的时间点尚无证据。

难治性癫痫持续状态被定义为：使用苯二氮䓬类加另一种抗癫痫药物仍不能终止发作的癫痫持续状态。由于临床研究证据有限，目前对这一类持续状态的处理尚缺乏统一意见。

超级难治性癫痫持续状态指：当麻醉药物治疗癫痫持续状态超过 24h（包括麻醉剂维持或减量过程），癫痫发作或脑电图痫性放电仍无法终止或复发时，定义为超级难治性癫痫持续状态。

2. 癫痫发作的分类

2.1 目前国际公认的癫痫发作分类标准是什么？

目前，世界范围内普遍应用的仍是国际抗癫痫联盟（ILAE）在 1981 年推出的癫痫发作分类。2010 年 ILAE 分类工作报告对癫痫发作的分类进行了部分修订。从实用性角度，仅对 1981 年分类进行介绍，如图 1.1：

- 痫性发作
  - 部分性发作
    - 单纯部分性发作
      - 运动性发作
        - 局灶运动性发作
        - 旋转性发作
        - 贾克森发作
        - 姿势性发作
        - 发音性发作
      - 感觉性发作
        - 特殊感觉（嗅、视、听觉等）
        - 眩晕性发作
        - 躯体感觉（痛、温、触觉等）
      - 自主神经性发作（心慌、烦渴、排尿感等）
      - 精神症状性发作（似曾相识、遗忘等）
    - 复杂部分性发作
      - 单纯部分性发作后出现意识障碍
        - 单纯部分性发作后出现意识障碍
        - 自动症
      - 开始即有意识障碍
        - 仅有意识障碍
        - 自动症
    - 部分性发作继发全身性发作
      - 单纯部分性发作继发全身性发作
      - 复杂部分性发作继发全身性发作
      - 单纯部分性发作继发复杂部分性发作再继发全面性发作
  - 全面性发作
    - 强直性发作
    - 阵挛性发作
    - 强直阵挛性发作
    - 肌阵挛发作
    - 失张力发作
    - 失神发作
      - 典型失神发作
      - 非典型失神发作
  - 不能分类的发作

图 1.1　ILAE 1981 年癫痫发作分类

2.2 常见癫痫发作类型有哪些?

（1）强直阵挛发作：意识突然丧失，发出尖叫声，跌倒在地，全身抽搐，口吐白沫，瞳孔扩大，面色苍白后转为青紫，因呼吸肌痉挛而致呼吸暂停。

（2）失神发作：典型失神发作主要表现为短暂的意识丧失，突然停止活动，手中持物落地，但不发生抽搐，持续数秒后迅速恢复，一天可发作十余次，多见于儿童。

（3）肌阵挛发作：一种突发、短暂、闪电样的肌肉收缩。发作可对称累及双侧大范围的肌群而表现为全身的闪电样抖动；也可仅累及面部、躯干或某肢体，甚至个别肌肉或肌群而表现为肢抖或肉跳。可单独出现或连续成串出现，可见于任何年龄。

（4）单纯部分性发作：无意识障碍，表现为运动或感觉症状，持续时间短。部分运动性发作，多表现为起源于局部的抽动，如一侧口角、大拇指、眼睑或足趾，也可涉及一侧面部或一个肢体远端，有时表现为言语中断；部分感觉性发作，为感觉皮质的局部异常放电所致，如针刺、麻感、触电感等，可局限在局部，也可迅速扩展至半身以至全身；精神症状性发作，可表现为各种类型记忆障碍（如似曾相识、旧事如新、快速回顾往事等），情感异常（如无名恐惧、愤怒、抑郁等），错觉（视物变形、变大、变小、声音变强或变弱）等。

（5）复杂部分性发作：出现不同程度意识障碍的部分性发作。可先出现单纯部分性发作，之后发生意识障碍，也可很快就出现意识障碍；也可从一开始就有意识障碍；甚至单纯表现为意识障碍。

2.3 何为反射性发作?

反射性发作不是独立的发作类型。它既可表现为局灶性发作，也可为全面性发作。其特殊之处是，发作具有特殊的外源性或内源性促发因素，即每次发作均为某种特定感觉刺激所促发，并且发作与促发因素之间有密切的锁时关系。促发因素包括视觉、思考、音乐、阅读、进食、操作等非病理性因素。可是简单的感觉刺激（如闪光），也可是复杂的智能活动（如阅读、下棋）。发热、酒精或药物戒断等病理性情况下诱发的发作，不属于反射性发作。反射性发作和自发性发作可同时见于同一个患者。

2.4 癫痫持续状态应如何分类?

目前，国际抗癫痫联盟（ILAE）主张将癫痫持续状态按症状学、病因学、年龄、脑电图四个轴进行分类。临床上常用的分类方式为症状学分类，介绍如下：

（1）有显著运动症状的癫痫持续状态

1）惊厥性癫痫持续状态（强直–阵挛持续状态的同义词）

①全面性惊厥性持续状态

②局灶性发作转变为双侧惊厥性持续状态

③不能确定为全面性或部分性

2）肌阵挛持续状态

①伴有昏迷

②不伴有昏迷

3）局灶运动性持续状态

①反复发作的局灶运动性癫痫（杰克逊癫痫样）

②单纯部分性癫痫持续状态（Kojevnikov 癫痫）

③扭转持续状态

④眼睑肌阵挛持续状态

⑤发作性麻痹持续状态（如局灶性抑制性癫痫持续状态）

4）强直持续状态

5）运动过度持续状态

（2）没有显著运动症状的癫痫持续状态（非惊厥性持续状态）

1）非惊厥性持续状态伴有昏迷（包括微小发作持续状态）

2）非惊厥性持续状态不伴有昏迷

①全面性

a. 典型失神持续状态

b. 不典型失神持续状态

c. 肌阵挛失神持续状态

②局灶性

a. 不伴有意识水平改变（先兆持续状态，自主神经、感觉、视觉、嗅觉、味觉、情感、精神、体验或听觉症状）

b. 失语持续状态

c. 伴有意识水平改变

③不能确定为全面性或部分性

自主神经持续状态

2.5 惊厥性癫痫持续状态有什么临床表现？

惊厥性癫痫持续状态，即强直–阵挛持续状态。其主要表现为反复发生或持续的强直–阵挛发作，各时期的表现均与全面强直–阵挛发作类似，持续时间上达到癫痫持续状态定义。患者可能出现典型的强直期–阵挛期–发作后期的交替，也可较长时间停留在强直期或阵挛期。惊厥性癫痫持续状态的脑电图检查可见持续痫样放电。

2.6 非惊厥性癫痫持续状态有什么临床表现？

非惊厥性癫痫持续状态的临床表现不典型，可能出现认知功能下降、失语、精神行为异常、情感异常、意识水平改变、持续或间断愣神、视觉异常、嗅觉异常、听觉异常、陌生感、似曾相识感等表现。总之，存在癫痫持续状态危险因素的患者突然发生神经系统相关新症状，而不能用原有疾病的变化解释时，要考虑到非惊厥性癫痫持续状态。一些惊厥性癫痫持续状态治疗后可转为非惊厥性癫痫持续状态。非惊厥性癫痫持续状态常被误诊为昏迷、肌张力障碍、原发病所致精神症状等。非惊厥性癫痫持续状态的诊断需借助脑电图检查。

3. 癫痫和癫痫综合征的分类

3.1 癫痫和癫痫综合征的分类依据是什么？

根据发病原因，癫痫大致分为三大类：特发性癫痫（即原发性癫痫）、症状性癫痫（即继发性癫痫）和隐源性癫痫。特发性癫痫多数在青春期前发病，其主要病因可能是中枢神经系统的离子通道异常，预后良好。症状性癫痫是由于各种原因（包括脑结构异常或影响脑功能的各种因素）造成的中枢神经系统病变或者异常，有一些遗传性疾病可导致发育异常及代谢性障碍等，也被划分为症状性癫痫的范围。隐源性癫痫可能为症状性癫痫，但目前的检查手段难以寻到病因。

癫痫综合征以 2010 年国际抗癫痫联盟分类与术语委员会对传统的分类依据进行分类，常用的为年龄为主线的分类方式。其中年龄的使用标准为：新生儿（自胎儿分娩至出生后 28 天），婴儿（＜1 岁），儿童（1～12 岁），青少年（12～18 岁），成人（18～65 岁），老年人（＞65 岁）。

3.2 婴幼儿常见癫痫和癫痫综合征

3.2.1 何为婴儿痉挛症（infantile spasms，West 综合征）?

又称 West 综合征，为临床最常见的癫痫性脑病。典型者起病在 1 岁前，高峰期 3 ～ 7 个月。典型的三大主征为：①痉挛性发作（整体肌阵挛性发作），表现为快速点头状痉挛，双上肢外展，下肢、躯干屈曲或下肢伸直状；②智力障碍；③ EEG 高度失律。非典型的婴儿痉挛症可没有特征性 EEG 改变，或无智力损害，或发作形式不典型（如出现惊吓性发作、哭闹等），或起病早于 3 个月。West 综合征预后一般较差，部分取决于是否早期使用促肾上腺皮质激素（ACTH）或口服类固醇激素，并且与病因也有较大关系，应早期识别并治疗。

3.2.2 大田原综合征（Ohtahara 综合征）临床表现是什么?

又称婴儿早期癫痫性脑病（early infantile epileptic encephalopathy），主要特征为：①婴儿早期出现强直痉挛性发作；②伴脑电图爆发抑制图形；③严重的精神运动障碍，部分病例有脑部结构性病变。本病发作多难以控制，预后差，存活者常演变为 West 综合征和 Lennox-Gastaut 综合征。

3.3 青少年期常见癫痫和癫痫综合征

3.3.1 Lennox-Gastaut 综合征（LGS）有哪些临床特点?

是一种临床常见的年龄相关性癫痫性脑病。多发生于 1 ～ 8 岁儿童。主要特征为：①多种癫痫发作类型；②脑电图广泛性慢的（1.5 ～ 2.5Hz）棘–慢综合波；③精神智能发育迟滞。通常发作频繁，药物难以控制，总体预后不良。

3.3.2 儿童良性癫痫伴中央颞区棘波（benign childhood

epilepsy with centrotemporal spikes，BECTS）的特点?

又称良性 Rolandic 癫痫，是明显年龄依赖的儿童期（多 5 ～ 10 岁起病）最常见的癫痫综合征。其特点为：①口咽部局灶运动性和感觉性发作，偶有继发全面性发作；②大多数病例仅在睡眠中发作；③ EEG 的特征为中央颞区棘波，在睡眠中发放明显增多；④几乎所有病例在 16 岁前缓解。

3.3.3 青少年失神癫痫（juvenile absence epilepsy，JAE）的诊断要点?

JAE 是常见的特发全面性癫痫综合征。有典型失神和非典型失神之分。典型失神的诊断要点为：①突发、短暂的意识丧失；②脑电图背景正常，发作期为双侧广泛、同步、对称性 3Hz 棘-慢综合波；③患儿体格智能发育正常；④对抗癫痫药物反应好，常在 12 岁前缓解，预后良好。非典型失神：①意识障碍的发生及停止较典型失神者缓慢；②肌张力改变较明显；③ EEG 示较慢（2.0 ～ 2.5Hz）而不规则的棘-慢复合波或尖-慢复合波，背景活动异常；④多见于有弥漫性脑损害的儿童，预后较差。

3.3.4 青少年肌阵挛癫痫（juvenile myoclonic epilepsy，JME）的临床表现?

JME 是常见的特发性全面性癫痫综合征。其临床表现为：①通常起病于 12 ～ 18 岁，生长发育及神经系统检查正常；②觉醒后不久出现肌阵挛发作，80% 以上的病例有全身强直-阵挛发作，约 1/3 的病例有失神发作；③发作间期脑电图特征为双侧性 4 ～ 6Hz 多棘-慢综合波。本病对药物治疗反应好，但多数患者需长期治疗。

3.4 部位相关性癫痫和癫痫综合征

3.4.1 颞叶癫痫（temporal lobe epilepsy，TLE）的

特点?

TLE 是指发作起源于包括海马、杏仁核、海马旁回和外侧颞叶新皮质在内的颞叶，是临床最常见的癫痫类型。在成年人癫痫中，约 50% 以上的病例为 TLE。TLE 可分为内侧颞叶癫痫（mesial temporal lobe epilepsy，MTLE）和外侧颞叶癫痫（lateral temporal lobe epilepsy，LTLE），绝大多数病例为前者。大多数 TLE 为症状性或隐源性，极少数为特发性（家族性 TLE）。海马硬化是 TLE 最常见的病因和病理改变。临床主要表现为单纯部分性发作、复杂部分性发作伴自动症和继发全面性发作。约 1/3 的患者发作间期脑电图可见颞区的癫痫样放电。部分患者对于药物的反应性欠佳，可考虑手术治疗。

3.4.2 何为额叶癫痫（frontal lobe epilepsy，FLE）?

FLE 是指发作起源于额叶任何部位的癫痫，发生率和在手术病例中所占比例均仅次于 TLE。大多数 FLE 为症状性或隐源性，极少数为特发性。儿童和成年人都可发病。临床表现复杂多样，不同个体间差异很大。常见发作类型有简单部分性发作、复杂部分性发作和继发全面性发作。通常发作频繁，运动性症状明显，持续时间短暂，多于睡眠中发作。部分病例临床表现怪异，有时需与非癫痫性发作鉴别。常规脑电图检查的阳性率较低，部分患者脑电图显示额区痫样放电。

4. 癫痫的诊断及鉴别诊断

4.1 癫痫的诊断步骤是什么?

传统将癫痫的诊断分为三步：即首先明确是否是癫痫，然后明确癫痫发作类型及是否是癫痫综合征，最后明确癫痫的病因。2001 年国际抗癫痫联盟提出癫痫诊断新方案，由 5 个层次组成：

（1）发作期症状学，根据标准描述性术语对发作时的不同症状进行详尽的描述。

（2）发作类型，根据发作类型表确定患者的发作类型，如可能应明确在大脑的定位；如为反射性发作，需要指明特殊的刺激因素。

（3）综合征，根据已被接受的癫痫综合征表进行综合征的诊断。应理解有时这种诊断是不可能的。

（4）病因，如可根据经常合并癫痫或癫痫综合征的疾病分类确定病因、遗传缺陷，或症状性癫痫的特殊病理基础。

（5）损伤，这是非强制性的，但时常是有用的诊断附加指标，主要是关于癫痫造成损伤的程度。损伤的分类将根据世界卫生组织 ICIDH-2 功能和残障的国际分类标准制定。

4.2 癫痫的问诊要点有哪些？

完整的病史资料包括：发作史、出生史、生长发育史、热性惊厥史、家族史等。发作史包括首次发作的年龄、发作前是否有“先兆”、发作时的详细过程、有几种类型的发作、发作的频率、发作有无诱因、是否应用了抗癫痫药物治疗及其效果。出生史包括是否足月出生、出生是否顺利、有无窒息或者产伤等情况，还应询问母亲在怀孕期间曾患过何种疾病。生长发育史要重点了解神经精神发育情况，包括运动、语言、智力等，对于癫痫的分类和确定具体的综合征有帮助。是否有热性惊厥史。如果家族中有癫痫或者有抽搐发作的患者，特别是具体的发作表现与疑诊者相似，则有助于诊断；此外，患者是否有精神障碍和智力障碍的家族史也应引起重视。既往史中是否有头颅外伤史、中枢神经系统感染史或肿瘤等病史，可能提示癫痫的病因。

4.3 对诊断癫痫有重要意义的常见辅助检查有哪几种?

脑电图（EEG）：是诊断癫痫发作和癫痫的最重要手段，并且有助于癫痫发作和癫痫的分类，在临床应用中须充分了解脑电图的价值和局限性。临床怀疑癫痫的病例应接受 EEG 检查。

计算机化断层显像（CT）：能够发现较为粗大的结构异常，但难以发现细微的结构异常。多在急性的癫痫发作时，发现大脑有可疑的钙化或无法进行磁共振成像（MRI）检查的情况下应用。

MRI：能够发现一些细微的 CT 无法发现的结构异常，如较小的肿瘤、颅内血管异常、脑皮质异型增生等，对于病因诊断有很高的提示价值，特别是对于难治性癫痫的评估。其特定的成像技术对于发现特定的结构异常有效，例如海马硬化的发现。如果有条件，对癫痫患者均建议进行头颅 MRI 检查。

其他检查技术包括：单光子发射计算机化断层显像（SPECT）、脑磁图（MEG）、正电子发射断层扫描（PET）、磁共振波谱（MRS）、功能磁共振成像（fMRI）等，目前应用于癫痫领域的很多检查仅针对特殊目的，如病因学诊断、术前评估等，而并非常规检查。在临床实践中，应该熟悉每一种技术的特点，根据不同的临床要求和现实条件选择相应检查。

其他实验室检查：包括血液学检查、尿液检查、脑脊液检查、心电图（ECG）检查、遗传学检查、其他的检查

（如对于怀疑有中毒导致癫痫发作的病例，可进行毒物筛查）。需注意，腰穿脑脊液检查、心电图检查及遗传学检查并非癫痫的常规检查，但有颅内感染征象时建议做脑脊液检查；有明确家族史或临床症状提示患者为基因相关的癫痫综合征时建议进行遗传学检查；对年龄较大且患有心律失常的患者或曾有黑矇症状的患者建议做心电图检查。

4.4 癫痫的诊断依据是什么？

癫痫发作的诊断一般根据发作的病史，特别是可靠目击者所提供的详细的发作过程和表现，结合发作间期脑电图的痫性放电即可确诊。必要时进行视频脑电图（video-EEG）检查以获得确切的发作期症状、发作期及发作间期脑电图。

4.5 诊断癫痫时需注意哪些问题？

癫痫是一种常见慢性病，临床上典型的癫痫发作不难诊断，但由于癫痫发作的复杂性、多样性，常常被漏诊或误诊，因此在诊断癫痫时应注意一些问题：首先要明确一些基本概念，比如：痫性发作、癫痫、癫痫综合征。其次要注意癫痫的一般诊断思路：①发作性症状应考虑痫性发作的可能，但并不是所有发作性症状均是癫痫发作。②如果是痫性发作，是否诊断癫痫，需参考癫痫的最新定义（见上文）进行临床实践指导。③如果考虑诊断癫痫，还需尽可能明确癫痫的发作类型是什么，是否是癫痫综合征。癫痫发作类型和综合征的确定对于抗癫痫药物的选择至关重要。④尽可能明确癫痫的病因，以及是否有诱发因素。如有诱发因素，需避免诱发因素；如有明确病因，还需对因治疗。

4.6 癫痫需与哪些疾病进行鉴别？

晕厥：是脑血流灌注短暂全面降低，导致短时的意识丧失、倒地。不少患者有久站、剧痛、见血、情绪激动等诱因，排尿、咳嗽和憋气等也可诱发。常有恶心、头晕、无力、眼前发黑等先兆。与癫痫发作相比，跌倒较缓慢，表现为面色苍白、出汗，有时脉搏不规则，偶可伴有抽动、尿失禁。直立性低血压晕厥多在体位改变时出现；心源性晕厥多在突然用力或活动时出现。心电图、血压测量等检查有助于鉴别。

心因性非癫痫性发作：又称假性发作，或癔症性发作，可有运动、感觉、倒下等各种类似癫痫发作的症状，多在情绪波动或刺激后发生，症状有表演性。表现闭眼、哭叫、手足抽动和过度换气等，可伴短暂精神和情绪异常，一般无摔伤和尿失禁。发作中瞳孔对光反射正常、巴宾斯基（Babinski）征阴性等也可帮助鉴别。暗示治疗可终止发作。须注意的是，癫痫患者也可能合并有假性发作。此外，临床中需警惕一些怀有特殊目的的健康人会诈病。

短暂性脑缺血发作（TIA）：脑、脊髓或视网膜局灶性缺血所致的、未伴急性梗死的短暂性神经功能障碍。主要表现为短暂、可逆的、局部脑血液循环障碍，可反复发作，可表现为颈动脉系统、椎基底动脉系统的症状和体征，多见于中老年人，多合并高血压、糖尿病、心脏病等脑血管疾病因素。

发作性睡病：主要表现为长时间警觉程度减退和不可抗拒的睡眠，可合并有猝倒，易误诊为癫痫。根据合并的睡眠瘫痪、入睡前幻觉及可以唤醒等特征可鉴别。

此外，偏头痛（migraine）等发作性或一过性神经系统功能异常也应与癫痫鉴别，低血糖（hypoglycemia）、低血钙（hypocalcemia）可直接导致抽搐和意识模糊；长期得不到控制时可继发癫痫，临床上应注意诊断和治疗。

5. 癫痫的病因及预后

5.1 不同年龄段癫痫患者的常见病因（表 1.1）?

表 1.1　不同年龄段癫痫患者常见病因

发病年龄	常见病因
新生儿及婴儿期	围产期因素（缺氧、窒息、头颅产伤）、遗传代谢性疾病（线粒体脑肌病、苯丙酮尿症、甲基丙二酸尿症），先天因素（皮质发育异常所致的畸形等）
儿童以及青春期	遗传疾病（结节性硬化、神经纤维瘤病、脑面血管瘤病、家族性进行性肌阵挛等），围产期因素（缺氧、窒息、头颅产伤），中枢神经系统感染，先天因素（皮质发育异常所致的畸形等）
成人期	颅外伤、脑肿瘤、中枢神经系统感染性因素等
老年期	脑血管意外、脑肿瘤、代谢性疾病、变性病等

5.2 癫痫常见的遗传性病因有哪些?

遗传因素是导致癫痫尤其是特发性癫痫的重要原因。分子遗传学研究发现，一部分遗传性癫痫的分子机制为离子通道或相关分子的结构或功能改变。良性家庭性新生儿惊厥：为常染色体显性遗传疾病。患者自起病始，多在 6 个月内停止，小孩生长发育不受影响。少年肌阵挛性癫痫：大多认为其基因定位于 6 号染色体臂（6q）。进行性肌阵挛性癫痫多数为常染色体隐性遗传。神经皮肤综合征，多为常染色体显性遗传，常见有神经纤维瘤病、结节性硬化症、脑面血管瘤病。此外，还有遗传代谢性疾病、脑内皮样囊肿、溶酶体贮积病，均可导致癫痫。对于药物难以控制的癫痫及考虑有遗传因素参与的癫痫均建议转上级医院，必要时进行遗传学检查，进一步明确病因。

5.3 癫痫常见获得性病因有哪些？

①皮质发育障碍：皮质发育障碍引起癫痫发作最常见的原因是神经元异位和局灶性皮质发育不良。②颅内肿瘤：无论是原发还是继发，无论是良性还是恶性肿瘤都可能引起癫痫发作。③头部外伤：头外伤是癫痫常见的病因，可出现在急性期和头外伤的恢复期。其次，脑部外科手术也可导致癫痫发生。婴幼儿的头外伤性癫痫常与产伤有关。④中枢神经系统感染：结核性脑炎、细菌性脑炎、神经梅毒、病毒感染的患者都可出现癫痫。⑤脑血管疾病：是癫痫常见病因，我国六城市流行病学调查（1986）发现卒中（主要为缺血性脑血管病）后癫痫发病率为16.4%,。⑥寄生虫感染：脑型肺吸虫、囊虫寄生引起癫痫多见。

5.4 引起癫痫持续状态的常见原因有哪些？

引起癫痫持续状态的原因一般来讲可分为急性和慢性两类。常见急性原因有：卒中、代谢异常、低氧血症、全身感染、窒息、创伤、药物过量、中枢神经系统感染和中枢神经系统出血。常见慢性原因有：抗癫痫药物剂量低（擅自停药、减药），可引起症状的神经系统慢性原因（肿瘤、卒中、创伤等），酒精滥用，其他肿瘤。也有少部分不明原因的癫痫持续状态。

5.5 影响癫痫预后的主要因素有哪些？

67%～75%的癫痫患者可完全控制发作，其中约半数患者在治疗一段时间后可停药；30%左右的患者为难治性癫痫。癫痫的预后与多种因素有关。

癫痫的发作类型：不同类型癫痫的预后差异很大，特发性癫痫自行缓解率较高；但绝大部分症状性或隐源性癫痫患者需药物或其他方式治疗，部分患者需终身服药。癫痫失神发作在各类型癫痫中预后最好，儿童期失神癫痫药物治疗 2 年可望终止发作，青年失神癫痫易发展为全面强直阵挛发作。局灶性发作较典型的失神发作和全面性强直阵挛发作预后差。

癫痫如果由脑器质病变（脑肿瘤、脑穿通畸形、脑发育不良等）导致，预后较差。

此外，起病年龄和治疗时间与癫痫的预后有关。儿童癫痫起病越早，预后越差。早期治疗预后好，如果癫痫在前两年没有缓解则以后缓解的机会明显减小；在不治疗的情况下癫痫发作的间歇期有逐渐缩短的趋势，提示早期、合理治疗对改善预后，预防难治性癫痫有利。

5.6 癫痫综合征的预后如何?

不同的综合征预后迥然不同。大田原综合征（Ohtahara 综合征）发作多难以控制，预后差，存活者常演变为 West 综合征和 Lennox-Gastaut 综合征。West 综合征，预后一般较差，部分患者对皮质类固醇或 ACTH 治疗反应良好。Lennox-Gastaut 综合征是一种临床常见的年龄相关性癫痫性脑病，通常发作频繁，药物难以控制，总体预后不良。儿童良性癫痫伴中央颞区棘波（BECTS）是儿童期最常见的癫痫综合征，预后良好，几乎所有病例在 16 岁前缓解。青少年失神癫痫是常见的特发全面性癫痫综合征，预后较差。青少年肌阵挛癫痫也是常见的特发性全面性癫痫综合征，药物治疗反应好，但多数患者需长期治疗。

第二章

癫痫的治疗

1. 癫痫的药物治疗

1.1 开始抗癫痫药物治疗的时机?

传统认为癫痫首次发作不需治疗，第二次发作以后才开始用药。自国际抗癫痫联盟（ILAE）提出癫痫新定义以来，主张癫痫诊断一旦成立（除一些良性的癫痫综合征以外）都应立即开始治疗。但对两次发作间隔期在一年以上者，可暂时推迟药物治疗。

1.2 常用抗癫痫药物有哪些?

20 世纪 80 年代之前上市的抗癫痫药物（AEDs），称为传统 AEDs。20 世纪 80 年代以后国外开发并陆续上市了多种新型 AEDs，详见表 2.1。

表 2.1　目前国内临床主要使用的 AEDs

传统 AEDs	新型 AEDs
卡马西平（CBZ）	奥卡西平（OXC）
氯硝西泮（CZP）	左乙拉西坦（LEV）
苯巴比妥（PB）	拉莫三嗪（LTG）
苯妥英钠（PHT）	托吡酯（TPM）
丙戊酸（VPA）	加巴喷丁（GBP）
	普瑞巴林（PGB）

1.3 常用抗癫痫药物的用法、用量?

抗癫痫药物应从小剂量开始，逐渐加量直至发作控制或最大可耐受剂量。儿童一律按体重计算药量，但最大剂量不应超过成人剂量。治疗过程中患者如果出现剂量相关的不良反应（如头晕、嗜睡、疲劳、共济失调等）可暂时停止增加剂量或酌情减少当前剂量，待不良反应消退后再继续增加剂量至目标剂量。有条件的单位可选用进行血药浓度监测的方法指导用药，以减少用药过程的盲目性（见表 2.2）。

值得注意的是，目前暂不推荐首选拉莫三嗪对 12 岁以下儿童单药治疗，但其可对两岁以上儿童及成人进行添加治疗。对于拉莫三嗪合用丙戊酸钠的成人及 12 岁以上儿童患者，不论是否服用其他抗癫痫药物，拉莫三嗪的起始剂量为 25mg，隔日服用，连服两周；随后两周每日一次，每次 25mg；此后，应每 1 ～ 2 周增加剂量，最大增加量为 25 ～ 50mg，直至达到最佳的疗效，通常达到最佳疗效的维持量为每日 100 ～ 200mg。拉莫三嗪单药治疗，或将拉莫三嗪作为丙戊酸钠添加治疗的 2 ～ 12 岁儿童患者，拉莫三嗪的初始剂量是 0.15mg/（kg · d），每日服用一次，连服两周；随后两周每日一次，每次 0.3mg/kg。此后，应每 1 ～ 2 周增加剂量，最大增加量为 0.3mg/kg，直至达到最佳的疗效；通常达到最佳疗效的维持量为 1 ～ 5mg/（kg · d），单次或分两次服用。

1.4 选择抗癫痫药物的原则有哪些?

（1）根据发作类型和综合征分类选择药物是治疗癫痫的基本原则，同时还需考虑共病、共用药、患者的年龄及患者或监护人的意愿等进行个体化治疗。

（2）尽可能单药治疗，如第一种单药治疗无效，可换用另一种单药，但换药期间应有 5 ～ 10 天过渡期。

表 2.2　常用抗癫痫药物使用方法及有效血药浓度

起始剂量	增加剂量	维持剂量	最大剂量	有效浓度	服药次数（次 / 日）
卡马西平					
成人 100 ～ 200mg/d	每两周加量一次	400 ～ 1200mg/d	1600mg/d	4 ～ 12mg/L	2 ～ 3
儿童＜ 6 岁 5mg/（kg · d）	5 ～ 7 天增加 1 次	10 ～ 20mg/(kg · d)	400mg/d		2
＞ 6 岁 100mg/d	每 2 周增加 1 次	400 ～ 800mg/d	1000mg/d		2 ～ 3
氯硝西泮					
成人 1.5mg/d	0.5 ～ 1mg/3d	4 ～ 8mg/d	20mg/d	20 ～ 90 μ g/L	3
儿童 10 岁以下或体重＜ 30kg，0.01 ～ 0.03mg/（kg · d）	0.03 ～ 0.05mg/（kg · d）	0.1 ～ 0.2mg/(kg · d)		2 ～ 3	
苯巴比妥					
成人		90mg/d	极量每次 250mg，500mg/d	15 ～ 40mg/L	1 ～ 3

续表

起始剂量	增加剂量	维持剂量	最大剂量	有效浓度	服药次数（次/日）
儿童		3～5mg/（kg·d）			1～3
苯妥英钠					
成人 200mg/d	逐渐增加	250～300mg/d		10～20mg/L	2～3
儿童 5mg/（kg·d）	逐渐增加	4～8mg/（kg·d）	250mg		2～3
丙戊酸钠					
成人 5～10mg/d	逐渐增加	600～1200mg/d	1800mg/d	50～100mg/L	2～3
儿童 15mg/（kg·d）	逐渐增加	20～30mg/(kg·d）			2～3
奥卡西平					
成人 300mg/d	300mg/w	600～1200mg/d	2400mg/d		2
儿童 8～10mg/（kg·d）	10mg/（kg·w）	20～30mg/(kg·d）	45mg/（kg·d）		2
左乙拉西坦					

续表

起始剂量	增加剂量	维持剂量	最大剂量	有效浓度	服药次数（次/日）
成人 1000mg/d	500～1000mg/w	1000～4000mg/d			2
儿童 10～20mg/（kg·d）	10～20mg/（kg·w）	20～60mg/（kg·d）			2
托吡酯					
成人 25mg/d	25mg/w	100～200mg/d			2
儿童 0.5～1mg/（kg·d）	0.5～1mg/（kg·d）	3～6mg/（kg·d）			2
拉莫三嗪					
成人 50mg/d	25mg/w	100～200mg/d	500mg/d		2
儿童 0.3mg/（kg·d）	0.3mg/（kg·d）	2～10mg/（kg·d）			2

注：应根据患者具体情况个体化调整药物

（3）两个单药正规治疗没有达到无发作时，推荐联合药物治疗。尽量选择不同作用机制的药物联合。

（4）不能将多种药物联合作为广谱抗癫痫药使用。

（5）合并用药时注意药物间的相互作用，如肝酶诱导剂可加速另一种药物的代谢；药物与结合蛋白的竞争性结合会改变其他药物的游离血药浓度。

（6）如果联合治疗没有使患者获益，治疗应回到原来患者最能接受的方案，以取得疗效和不良反应耐受方面的最佳平衡。

（7）对于儿童、妇女、老年人等特殊人群用药需参考患者特点，具体参照“第三章特殊人群的癫痫”。

（8）对于治疗困难的癫痫综合征和难治性癫痫，建议转诊至癫痫专科医生处诊治。

1.5 如何提高癫痫患者服药的依从性？

（1）帮助患者建立正确的治疗观念：分析病情，帮助患者树立信心，癫痫虽然很难治愈但是在依从性好的情况下，绝大部分可有效控制癫痫症状，减少发作频率，保证生活质量。

（2）加大规律服药的宣传力度：抗癫痫药物治疗是终身的，不规则服药造成病情的反跳，药物不能控制癫痫发作时，必须手术治疗，但费用、风险极高，手术后部分患者仍需终身服药。

（3）建立良好的医患关系：加强和患者的沟通，了解患者需求，详细解释说明，密切观察患者病情变化，及时处理，帮助患者缓解压力，使患者有信任感，能主动配合治疗，提高患者的依从性，达到改善生活质量的目的。

（4）考虑成本效益：癫痫患者可能需终身治疗，且新型抗癫痫药物价格较高，给患者和家庭带来较重的经济负担，作为医护人员应体谅患者的难处，尽量减轻患者的经济负担。

1.6 抗癫痫药物有哪些常见不良反应？应如何处理？

所有的抗癫痫药物都可能产生不良反应，严重程度有很大个体差异，大部分不良反应轻微，但也有少数可能会危及生命，详见表 2.3。如用药后引起恶心、呕吐、厌食、齿龈增生和毛发增多、体重增加或减少，对治疗无明显影响可暂不处理；如出现眼震、讷吃（发音困难）、共济失调往往是过量引起，减量可好转；如出现严重的皮疹或肝肾功能、血液系统损伤等，则需立即停药，更换其他药物治疗。

1.7 抗癫痫药物会引起肥胖吗？

常用抗癫痫药物中，丙戊酸最常引起肥胖，卡马西平、加巴喷丁也可引起癫痫患者体重增加，多出现在治疗初期。卡马西平最高可增加 15kg，加巴喷丁最高可增加 27kg，平均增加 2.9kg，有些患者在加巴喷丁治疗后 6 ～ 9 个月体重相对稳定。机制不清楚，加巴喷丁所致的体重增加可能与其对下丘脑 GABA 介导的抑制作用增强有关；卡马西平则主要通过对去甲肾上腺素、GABA 和 5–羟色胺（5-HT）等神经递质的影响来增加体重。其他抗癫痫药引起体重增加较少，仅出现在治疗开始阶段。

1.8 服用抗癫痫药物患者需监测哪些实验室指标？

大多数抗癫痫药物都有不同程度的副作用，因而除常规体检，用药前需查肝肾功能、血常规、电解质、心电图，用药后还需定期复查。

1.9 抗癫痫药物治疗减药至停药的指征是什么？

癫痫患者在经过抗癫痫药物治疗后，大约有 60% ～ 70% 可实现无发作。通常情况下，癫痫患者如果持续无发

表 2.3 抗癫痫药物常见的不良反应列表

药物	剂量相关的副作用	长期治疗的副作用	特异体质副作用	对妊娠的影响
卡马西平	复视、头晕、视物模糊、恶心、困倦、中性粒细胞减少、低钠血症	低钠血症	皮疹、再生障碍性贫血、Stevens-Johnson 综合征、肝损害	FDA 妊娠安全分级* D 级 能透过胎盘屏障，可能导致神经管畸形
氯硝西泮	常见：镇静（成人比儿童更常见）、共济失调	易激惹、攻击行为、多动（儿童）	少见，偶见白细胞减少	FDA 妊娠安全分级 D 级 能透过胎盘屏障，有致畸性及导致胎儿镇静、肌张力下降的作用
苯巴比妥	疲劳、嗜睡、抑郁、注意力涣散、多动、易激惹（见于儿童）、攻击行为、记忆力下降	少见皮肤粗糙、性欲下降、突然停药可出现戒断症状，焦虑、失眠等	皮疹、中毒性表皮松解症、肝炎	FDA 妊娠安全分级 D 级 能透过胎盘屏障，可发生新生儿出血
苯妥英钠	眼球震颤、共济失调、厌食、恶心、呕吐、攻击行为、巨幼红细胞性贫血	痤疮、齿龈增生、面部粗糙、多毛、骨质疏松、小脑及脑干萎缩（长期大量使用）、性欲缺乏、维生素 K 和叶酸缺乏	皮疹、周围神经病、Stevens-Johnson 综合征、肝毒性	FDA 妊娠安全分级 D 级 能透过胎盘屏障，可能导致胎儿头面部畸形、心脏发育异常、精神发育缺陷及新生儿出血
扑痫酮	同苯巴比妥	同苯巴比妥	皮疹、血小板减少、狼疮样综合征	FDA 妊娠安全分级 D 级 同苯巴比妥

续表

药物	剂量相关的副作用	长期治疗的副作用	特异体质副作用	对妊娠的影响
丙戊酸钠	震颤、厌食、恶心、呕吐、困倦	体重增加、脱发、月经失调或闭经、多囊卵巢综合征	肝毒性（尤其在2岁以下的儿童）、血小板减少、急性胰腺炎（罕见）、丙戊酸钠脑病	FDA 妊娠安全分级 D 级 能透过胎盘屏障，可能导致神经管畸形及新生儿出血
加巴喷丁	嗜睡、头晕、疲劳、复视、感觉异常、健忘	较少	罕见	FDA 妊娠安全分级 C 级
拉莫三嗪	复视、头晕、头痛、恶心、呕吐、困倦、共济失调、嗜睡	攻击行为、易激惹	皮疹、Stevens-Johnson 综合征、中毒性表皮松解症、肝衰竭、再生障碍性贫血	FDA 妊娠安全分级 C 级
奥卡西平	疲劳、困倦、复视、头晕、共济失调、恶心	低钠血症	皮疹	FDA 妊娠安全分级 C 级
左乙拉西坦	头痛、困倦、易激惹、感染、类流感综合征	较少	无报告	FDA 妊娠安全分级 C 级
托吡酯	厌食、注意力下降、语言或记忆障碍、感觉异常、无汗	肾结石、体重下降	急性闭角性青光眼（罕见）	FDA 妊娠安全分级 C 级

* 美国食品和药品管理局（FDA）妊娠安全分级将药物分为 A、B、C、D、X 五级。A 级表示该药已经临床证实，妊娠使用是安全的；B 级则是仅经动物实验验证，妊娠使用可能是安全的；C 级药物在动物实验中证实对胎儿存在副作用，但尚缺乏临床研究验证其在人身上的安全性；D 级药物对人类胎儿有明确的危害，仅在必须（如生命垂危，不可替代等）且肯定有利于孕妇的情况下使用；X 级药物则严禁用于妊娠女性

作2年以上，即存在减停药的可能性，但是否减停药、如何减停，还需综合考虑患者的癫痫类型（病因、发作类型、综合征分类等）、既往治疗反应以及患者个人情况，仔细评估停药复发风险，确定减停药复发风险低时，并且与患者或监护人充分沟通减停药与继续服药的风险/效益比之后，可考虑开始逐渐减停抗癫痫药物。减停药时应注意：

（1）脑电图对减停抗癫痫药物有参考价值，减药前必须复查脑电图，停药前最好再次复查脑电图。多数癫痫综合征需要脑电图完全无癫痫样放电再考虑减停药。而且减药过程中需定期（每3～6个月）复查长程脑电图，如果减停药过程中再次出现癫痫样放电，需停止减药。

（2）单药治疗时减药过程应不少于6个月；多药治疗时每种抗癫痫药物减停时间不少于3个月，一次只减停一种药物。

（3）如减药过程中再次出现癫痫发作，应将药物恢复至减量前一次的剂量，并给予医疗建议。

1.10 减药、停药后癫痫复发的危险因素有哪些？停药后复发需如何处理？

减药、停药后癫痫复发的危险因素有：青少年起病的癫痫、局灶性发作、有潜在的神经系统病变、异常脑电图（儿童）。

停药后短期内出现癫痫复发，应恢复既往药物治疗并随访；在停药1年后出现有诱因的发作可以观察，注意避免诱发因素；如有每年2次以上的发作，应再次评估确定治疗方案。

1.11 哪些药物可能诱发、加重癫痫？

除了抗癫痫药物不合理应用可诱发癫痫发作外，还有很多药物均可诱发癫痫。

（1）抗癫痫药：抗癫痫药使用期间不能突然停药，但也不能随意加大剂量。苯妥英钠、苯巴比妥钠等抗癫痫药如使用剂量过大，也可加剧癫痫的发作。某些抗癫痫药物会加重特定类型的癫痫发作，如卡马西平会加重肌阵挛癫痫。

（2）抗癌药：长春新碱、甲氨蝶呤、多柔比星（阿霉素）等抗癌药易引起癫痫患者局限性或全身性的癫痫发作。当需要抗癌药与抗癫痫药两者合用时，需调整用药剂量，来维持药效。

（3）抗焦虑药：长期服用抗焦虑药物与抗精神失常药的患者，突然减量甚至停用，可引起癫痫的发作。即使是单独使用抗焦虑药如地西泮等，也可能加剧癫痫发作。

（4）抗抑郁药：抗抑郁药一般具有兴奋作用，癫痫患者若使用抗抑郁药多虑平（多塞平）、丙咪嗪、阿米替林等，均可使旧病复发。服用抗抑郁药马普替林与米安色林等也会有类似情况发生。

（5）其他：抗过敏药异丙嗪、阿司咪唑、新康泰克，抗寄生虫药氯喹，以及抗疟药乙胺嘧啶、吡喹酮，喹诺酮类抗菌药、亚胺培南等均有引起癫痫发作的可能。

1.12 难治性癫痫如何选择药物治疗？

首先，应判断是否真的是难治性癫痫。即正规使用两种抗癫痫药物无效方可诊断。应强调，正规指的是选药正确、剂量够、疗程足。对于难治性癫痫的药物治疗，可选择多药联合；一些新型抗癫痫药物，如拉科酰胺等，其作用机制新颖，对难治性癫痫有一定疗效。随着这些药品逐步在国内上市，难治性癫痫的治疗将有所突破。

1.13 什么是生酮饮食治疗？如何进行生酮饮食？

生酮饮食是指高脂、低碳水化合物和适当蛋白的饮食。

主要适应证为难治性儿童癫痫、葡萄糖转运体Ⅰ缺乏症、丙酮酸脱氢酶缺乏症；主要禁忌证为：脂肪酸转运、氧化障碍，即脂肪酸利用障碍的患者。生酮饮食的步骤大致为：禁食 24 ～ 48h，监测血糖、血酮体、尿酮体，若血糖＜ 2.2mmol/L，或血酮体＞ 3.0mmol/L，开始给予生酮饮食。食谱中脂肪 /（蛋白质＋碳水化合物）比例为 4 : 1。处理常见问题如低血糖、过分酮症、酮症不足、恶心呕吐、困倦、嗜睡、癫痫发作的改变等。并进行随访和相应实验室检查。

2. 癫痫的外科治疗

2.1 哪些患者需考虑手术治疗？

（1）药物难治性癫痫：难治性癫痫的定义同前述，但不包括特殊类型的癫痫综合征。

（2）继发性癫痫（表 2.4）：

表 2.4 可考虑手术治疗的继发性癫痫

类型	具体疾病
外伤	脑软化灶、颅内异物、凹陷骨折等
肿瘤	各类胶质瘤、脑膜瘤、转移瘤等
脑炎和颅内感染	脑实质内炎症、脑膜脑炎、脑脓肿、Rasmussen 综合征等
寄生虫	包虫、囊虫、肺吸虫等
脑血管病	动静脉瘘、海绵状血管瘤、卒中后、脑面血管瘤病等
脑发育异常	先天性脑室畸形、灰质异位、局灶性皮质发育不良、脑回发育异常、脑裂畸形、半球巨脑症、错构瘤等
遗传病及其他	结节性硬化症、海马硬化等

（3）特殊类型的癫痫综合征：发育期的脑组织有很大的可塑性，手术指征明确时，积极的外科手术不仅可减轻或控制癫痫发作，还可降低患者远期的神经功能残障率。

颞叶内侧癫痫、有明确可切除病变的新皮质癫痫和婴幼儿期适合半球切除的癫痫类型，也称为“外科可治疗的癫痫综合征”（surgically remediable epileptic syndromes，SRES）。另外，特殊的癫痫综合征，如偏侧抽搐-偏瘫综合征、脑穿通畸形、一侧弥漫性皮质发育不良、Sturge-weber 综合征和 Rasmussen 脑炎等，除了频繁的癫痫发作，患者还具有严重的发育迟缓以及危及生命的可能。积极采取多脑叶切除或者半球切除术可有效地挽救生命，避免更严重的残障发生。

2.2 癫痫手术治疗的禁忌证有哪些？

（1）有潜在的变性疾病或代谢疾病者。

（2）合并有突出并且严重的全身性疾病者。

（3）合并有严重精神障碍、严重的认知功能障碍者。

（4）由于身体和（或）营养状况不能耐受手术者。

（5）未经术前综合评估或未获得治疗小组同意者。

（6）确诊为良性癫痫。

2.3 癫痫手术有哪些主要手术方式？

癫痫外科手术方式可分为切除性手术、姑息性手术、神经调控手术及其他手术。目前切除性手术开展最多，手术目的是达到临床发作消失或缓解，主要的切除性手术的方式有：前颞叶切除术、选择性杏仁核-海马切除术、局灶性新皮质切除术、脑叶切除术、大脑半球切除术等。姑息性手术的目的是减少发作次数或减少发作严重程度，包括胼胝体切除术、多处软脑膜下横行纤维切断术等。

2.4 癫痫外科手术后抗癫痫药物治疗需遵循哪些原则?

外科手术后均需一定时间的抗癫痫药物维持、巩固治疗。

2.4.1 手术后的早期治疗

手术后早期（多指术后 1 周内），由于手术本身对大脑皮质的刺激以及手术导致的血液中抗癫痫药物浓度的波动，可能会出现癫痫发作，甚至癫痫持续状态，应给予抗癫痫药物治疗。目前暂无手术后具体的药物选择指南，一般多参照抗癫痫药物的使用原则。可继续使用术前的抗癫痫药物，也可根据手术后可能出现的发作类型使用相应的抗癫痫药物。

2.4.2 手术后的长期治疗

其价值在于控制可能残余的致痫区，防治有发作潜能的皮质（如刺激区）发展为新的致痫区和防治手术瘢痕形成的致痫区。

（1）手术后长期抗癫痫药物使用原则要参照术前用药进行调整，最好停用副作用较大的药物和效果较差的药物。

（2）如果患者的预后良好，可将术前应用的药物种类减少。

（3）仅留先兆发作的患者，根据发作的频率、持续时间以及影响，参考脑电图情况可考虑减药。

（4）手术后控制癫痫的疗效很好，亦应坚持用抗癫痫药 1 ～ 2 年。

（5）术后如果效果不好，应长期药物治疗，或者进行再手术评估。

2.5 癫痫外科手术后随访的内容有哪些?

癫痫外科手术后的随访内容包括癫痫控制情况、脑电图情况、功能缺失恢复情况以及神经心理功能的改变情况等。随访时间以手术后 3 个月、半年、1 年、2 年为好。

2.6 手术效果如何评估？

针对癫痫控制情况，国际应用较为普遍的 Engel 标准（表 2.5）。另外，南京军区总医院谭启富等提出的“国内标准”（表 2.6），简单、易行，有利于手术后随访、对比。有关疗效评估的时间，公认为手术后至少一年期为准。一年以内者不进行疗效评估。

表 2.5　Engel 标准

Ⅰ级　无影响功能的癫痫发作（除外术后早期的癫痫发作）
1. 手术后癫痫发作完全消失
2. 手术后仅有先兆
3. 手术后有影响功能的癫痫发作，但在手术后 2 年内消失
4. 仅在停止使用抗癫痫药物后出现全身性惊厥
Ⅱ级　仅有稀少的影响功能的癫痫发作
1. 最初影响功能的癫痫发作消失，目前出现影响功能较小的发作
2. 手术后影响功能的癫痫发作减少
3. 手术后有影响功能的癫痫发作，但癫痫发作极少超过 2 年
4. 仅夜间有癫痫发作
Ⅲ级　癫痫发作得到相当的改善
1. 癫痫发作明显减少
2. 长期的癫痫发作消失，缓解期长于随访期一半，但少于 2 年
Ⅳ级　癫痫发作改善不明显
1. 癫痫发作减少程度轻微
2. 无改变
3. 癫痫发作恶化

表 2.6　国内标准

评价	表现
1. 满意	除外手术后早期的几次癫痫发作，或每年偶尔有 1 ～ 2 次的发作外，癫痫发作完全消失（100%）
2. 显著改善	癫痫发作减少 75% 以上
3. 良好	癫痫发作减少 50% 以上
4. 效果差	癫痫发作减少 25% ～ 50%
5. 无改善	

2.7 儿童是否需尽早接受癫痫外科手术?

目前，儿童难治性癫痫治疗的指导思想正在发生改变，早期接受手术治疗的患儿迅速增加。这主要基于几方面的进展：

（1）早期诊断药物难治性癫痫。West 综合征、Lennox-Gastaut 综合征、Sturge-Weber 综合征等癫痫综合征常发展为难治性癫痫；MRI 提示明确病灶常预示后果不良。此外，发病年龄小、智力障碍、神经系统异常、癫痫持续状态、多种发作类型、癫痫起病时就表现为频繁发作和显著的局灶性脑电异常等因素也都是患儿进展成药物难治性癫痫的危险因素。

（2）癫痫灶定位技术不断进展。高分辨率的 MRI 可以辨别更多的神经节胶质瘤、胚胎发育不良性神经上皮瘤、局灶性皮质发育不良以及其他神经迁移性疾病。

（3）外科治疗婴儿和儿童的经验和信心逐渐积累。几十年的研究和经验都已证实，儿童癫痫的手术疗效至少与成人的疗效相当。而且有些特殊的癫痫手术几乎只应用于儿童患者，如大脑半球切除术。

（4）扩展了儿童手术适应证。一些儿童和婴儿的癫痫不仅源于严重的先天异常，而且可能源于一些引起进行性神经功能障碍的病症，例如结节性硬化、Sturge-Weber 综合征、Rasmussen 脑炎等。

（5）早期外科干预可获得满意远期疗效，不仅可减少癫痫相关事件发生率，减少长期服用抗癫痫药物的不良作用，还显著改善社会心理方面状态。

3. 癫痫持续状态的治疗

3.1 对癫痫持续状态患者应进行哪些一般处置？

癫痫持续状态，尤其是惊厥性癫痫持续状态，是神经科的急危重症，应引起神经内科医生的高度重视。接诊这类患者后，除快速并有针对性的问诊、查体外，一般应进行以下处置：将患者安置在相对安静的病房，监护生命体征，吸氧，保持呼吸道通畅，迅速开通静脉通道，快速测血糖，化验电解质等指标。监测血糖，防治低血糖。需注意，癫痫持续状态患者的气管插管指征应适当放宽。如评估后发现有即将发生呼吸衰竭的可能，应果断选择插管。为减少对症状、体征评估的影响，插管时应选用短效麻醉剂。

3.2 如何治疗惊厥性癫痫持续状态？

在对癫痫持续状态患者进行一般处置后，应立即终止发作。

惊厥性癫痫持续状态的处理流程图：

3.3 非惊厥性癫痫持续状态应如何处置？

非惊厥性癫痫持续状态的处理与惊厥性癫痫持续状态相似，在进行一般处置后，仍以苯二氮䓬类为一线用药，可选用咪达唑仑肌内注射、劳拉西泮静脉推注、地西泮静

一般处置 0 ～ 5min

1. 稳定患者情况（气道、呼吸、循环、神经系统异常检查）
2. 计算癫痫发作时间
3. 评估患者氧合水平，经鼻导管/面罩吸氧，如需呼吸辅助考虑插管
4. 心电监护
5. 测定血糖，如果血糖低于 3.33mmol/L，则：
   成年人：50% 葡萄糖液 iv 50ml
   ＞2 岁儿童：2ml/kg 25% 葡萄糖液 iv
   ＜2 岁儿童：4ml/kg 12.5% 葡萄糖液 iv
6. 开放静脉通道，进行电解质、血液学、毒物筛查，查抗癫痫药物水平

↓ 发作不终止

一阶段治疗 6 ～ 20 min

选择下述两种药物中的一种，作为一线选择：

咪达唑仑 im（＞40kg：10mg；13 ～ 40kg：5mg；单次）

地西泮 iv（每剂 0.15 ～ 0.2mg/kg，最大每剂 10mg，可重复该剂量一次）

如果上述三种选择均不可用，则选择下述的一种：

苯巴比妥 iv（每剂 15mg/kg 单次）

地西泮直肠给药（每剂 0.2 ～ 0.5mg/kg 最大每剂 20mg，单次）

↓ 发作不终止

二阶段治疗 21 ～ 40 min

选择下述两种药物中的一种，作为二线选择，单一剂量给药

丙戊酸 iv（40mg/kg，最大每剂 3000mg，单次）

左乙拉西坦 iv（60mg/kg，最大每剂 4500mg，单次）

如果以上选项均不可用，且尚未使用苯巴比妥

苯巴比妥 iv（15mg/kg 最大剂量）

↓ 发作不终止

三阶段治疗 41 ～ 60min

可做出的选择包括：

重复二线疗法；

麻醉剂量的硫喷妥钠、咪达唑仑、戊巴比妥或丙泊酚

※ 如上述措施仍不能控制发作，应考虑为难治性及超级难治性癫痫持续状态，需及时转上级医院

iv：静脉注射；im：肌内注射

（各阶段 →）如患者回到了基线水平，则进行对症治疗

脉推注等方法尝试终止发作。在二线用药上，治疗非惊厥性癫痫持续状态不主张早期使用麻醉剂，而更倾向于静脉使用抗癫痫药，如丙戊酸、苯巴比妥或左乙拉西坦等。尤其是某些意识尚有保留的患者，过于积极地使用麻醉药品带来的风险可能会超过持续状态本身。

3.4 癫痫持续状态常见的并发症有哪些？应如何处置？

癫痫持续状态的常见并发症包括急性 Wernicke 脑病、代谢性酸中毒、脑水肿、感染等。针对急性 Wernicke 脑病，重点在于防范，在发作初期补充硫胺素可有效预防。代谢性酸中毒主要由于肌肉持续强直、阵挛导致脑细胞无氧呼吸，使血乳酸等物质明显升高。代谢性酸中毒的根源在于持续状态本身，通过终止发作，患者往往能自动纠正酸中毒，不推荐常规补碱。脑水肿需脱水治疗，具体药品、剂量、方法应根据患者的肝肾功能、电解质等化验结果制定。癫痫持续状态患者住院期间容易发生呼吸道、泌尿道等感染。应及时使用敏感的抗生素，并加强吸痰、翻身、拍背、尿管更换等护理工作。

3.5 癫痫持续状态的预后如何？

成人癫痫持续状态的总体死亡率可高达 20%。通常，随着癫痫持续状态时间延长，预后变差。有证据表明，持续 30min 以上的癫痫持续状态不太可能自行终止。影响癫痫持续状态死亡率的最重要因素是癫痫持续状态的病因。目前研究显示，急性病因中的窒息、低氧血症引起的癫痫持续状态可导致半数以上的患者死亡；而常见的卒中、代谢异常引起癫痫持续状态的死亡率约为 30%。慢性病因中死亡率最高的是肿瘤引起的癫痫持续状态，死亡率高达 30%。由自行停药 / 减药导致的癫痫持续状态、中枢神经系统感染后的癫痫持续状态、中枢神经系统出血引起的癫痫持续状态死亡率相比其他原因低。目前尚没有公认的预测癫痫持续状态预后的量表或检查。国外学者正在研究 STESS、EMSE 等量表，试图预测其预后，国内尚缺乏相关研究。

第三章

特殊人群的癫痫

1. 女性癫痫

1.1 女性癫痫患者有哪些神经心理学变化?

首先，对于青春期女性来说，癫痫会让她们担忧自身的生育能力。其次，大多数 AEDs 都有副作用，从轻度嗜睡到牙龈增生、脱发、体重增加、月经周期紊乱等都对女性患者影响较大，都可能影响女性患者对癫痫治疗的依从性。另外，产后癫痫女性会担心 AEDs 对母乳喂养的影响。但是，目前证据表明绝大多数 AEDs 透过乳汁不影响后代智力和生长发育。

焦虑和抑郁是癫痫患者最常见的共病，且在女性患者中发生率高于男性，尤其在难治性癫痫患者中发病率较高。情绪障碍的发生易使癫痫病程延长，甚至加重痫性发作频率和强度，从而影响患者的生活质量。对癫痫患者心理问题应当及时识别、早期干预，以作为癫痫完整治疗的重要部分。癫痫伴发的抑郁和焦虑需抗抑郁和抗焦虑治疗，选择性 5- 羟色胺再摄取抑制剂和单胺氧化酶抑制剂这两类抗抑郁药对癫痫患者较安全，可作为一线用药。

1.2 癫痫及抗癫痫药物与患者激素水平的相互影响?

癫痫女性的生殖内分泌紊乱较普通女性高发，主要是由于癫痫发作和 AEDs 干扰了下丘脑-垂体-卵巢轴（HPOA），引起生殖激素分泌失调。除癫痫发作本身外，临床上广泛应用的 AEDs，如苯妥英钠、苯巴比妥、丙戊酸钠、卡马西平等对血清中性激素也有一定程度影响，但普遍认为 AEDs 单药治疗比多药治疗对性激素的影响小。另一方面，雌、孕激素改变也与癫痫发作密切相关，雌激素可诱发癫痫发作，孕激素有抗癫痫作用，二者可作用于中枢神经系统的雌、孕激素受体，从而影响大脑神经元兴奋性以及癫痫发作。

1.3 女性性功能、生育功能是否受癫痫及抗癫痫药物影响?

癫痫发作本身和 AEDs 二者都可通过对性激素水平的影响导致患者性功能障碍及生育功能改变。30% ～ 60% 的癫痫女性都抱怨性功能障碍，尤其在部分性癫痫患者或颞叶、额叶损害的患者中高发。具有肝酶诱导作用的 AEDs，如苯巴比妥、苯妥英钠、卡马西平、托吡酯和奥卡西平等都可增强性激素代谢，从而影响患者性功能。多囊卵巢综合征（PCOS）是癫痫女性不孕症的重要原因之一。PCOS 在一般育龄期女性中的发生率约为 4% ～ 7%，最高达 11%，在癫痫女性患者中的发生率为 10.5% ～ 26%，大大高于普通人群。普遍认为 PCOS 与癫痫发作和 AEDs 长期使用均有关。同时，癫痫患者的社会心理压力和性功能障碍都对癫痫女性的生育力有影响。

1.4 癫痫及抗癫痫药物会影响青少年女性生长发育吗?

癫痫及 AEDs 均能通过干扰生长激素代谢及骨骼健

康而影响青少年女性生长发育。生长激素（GH）是人体生长发育的重要激素。癫痫发作时，可引起垂体分泌 GH 增加。影响 GH 分泌的因素较多，发作类型、病灶位置和 AEDs 均可影响 GH 分泌。但是，反复癫痫发作，垂体 GH 的储备下降或耗竭，引起 GH 的脉冲分泌量减少，也可致基础 GH 水平低于正常。

骨骼健康也是人体生长发育中的一个重要方面。癫痫发作本身可影响下丘脑和肾上腺皮质激素，促进骨质疏松发生。癫痫发作还可影响性激素释放，而发作后雌、孕激素比率变化可直接影响患者骨代谢。此外，癫痫对甲状腺激素的影响也可间接作用于骨骼细胞，影响患者骨骼健康。肝酶诱导型 AEDs 几乎都会影响患者的骨代谢，增加癫痫患者患佝偻病、骨质疏松和骨折的风险，建议服用这类 AEDs 的患者适当补充钙剂和维生素 D。

1.5 什么是月经性癫痫？应如何处理？

月经性癫痫是以月经周期中某个时期癫痫发作频率增加为特征。临床观察发现 50% 以上的癫痫女性抱怨自己在月经期（包括月经来潮前 5 ～ 7 天，月经来潮当天，月经结束后）发作频率增加。有研究发现月经周期中患者的药物浓度有较大波动，月经期时血药浓度最低，癫痫发作也达到最高峰。

月经性癫痫的常规治疗方法是在每月癫痫发作加重前的 2 ～ 3 天临时增加每日 AEDs 剂量，直至癫痫发作缓解后 2 天开始减量至平常剂量。其次，黄体酮也被用作月经性癫痫的添加治疗，在每次月经周期后半阶段可添加黄体酮，肌内注射效果好，口服无明显疗效。

1.6 女性癫痫患者能否结婚和生育?

过去人们希望患病的妇女单独居住而不结婚，认为她们可能有性功能障碍，丧失了生育能力，但现在的医学发展已见证只要合理选择和服用 AEDs，癫痫对性功能及生育能力的影响并不大，大部分癫痫女性可过性生活并成功怀孕；另外，过去人们普遍也不希望癫痫妇女生育，因为人们相信癫痫是一种强遗传性疾病。实际上，癫痫遗传的概率较小，考虑存在遗传因素的女性癫痫患者应进行遗传咨询，大多数可生育。

1.7 女性癫痫患者避孕有哪些注意事项?

癫痫女性避孕管理和抗癫痫治疗同样重要。避孕药物仍是最方便的避孕措施之一，在青年女性中使用较为广泛。避孕药物与 AEDs 联用不但容易出现意外怀孕，也可能让 AEDs 的药效降低而致癫痫发作恶化。和避孕药物联用时，如果患者治疗反应不佳，都应考虑避孕药对 AEDs 的影响因素。患者口服避孕药时，最好选择非酶诱导型 AEDs（如左乙拉西坦、拉莫三嗪、加巴喷丁等）；服用酶诱导型 AEDs 的患者，因其可能降低避孕药的血药浓度，普遍推荐大剂量避孕药（雌二醇复合物的剂量至少 50 μ g/d）或使用避孕套、子宫内避孕药等避孕方式达到最佳避孕效果；服用酶诱导型 AEDs 的患者服用 L-18- 甲基炔孕酮作为紧急避孕用时，应当先服用 1.5mg，12h 后再服用 750mg。

1.8 如何对女性癫痫患者进行孕前指导及妊娠期用药建议?

孕前咨询中我们必须让患者了解她们在妊娠中可能的风险和如何降低这些风险，并帮助她们制定妊娠期的治疗方案。具体内容如下：①孕期癫痫发作可增加妊娠并发症发生，如阴道出血、流产、早产及妊娠高血压综合征等，癫痫发作也可增加围产期胎儿合并症和新生儿畸形率；②根据患者的癫痫发作类型尽量选择单一药物、低剂量治疗，尽量避免多药联合治疗；妊娠 16 ～ 22 周应对胎儿进行详细的超声检查，及时发现可能存在的畸形。③推荐癫痫女性孕前 3 个月开始服用叶酸 2 ～ 5mg/d，以减少胎儿畸形发生率。④妊娠期生理情况的变化可能影响 AEDs 代谢，妊娠期患者应定期就诊于癫痫专科，如果妊娠期癫痫控制不佳，应充分考虑妊娠期剧烈呕吐、妊娠期服药依从性差等相关因素，条件允许的情况下行血药浓度监测，以明确癫痫控制不佳的原因。⑤大部分癫痫产妇都能正常分娩，但是疼痛、情绪过度紧张、睡眠不足、过度换气等因素都可增加分娩期癫痫发作的风险。建议癫痫产妇在有癫痫诊疗经验的产科中心分娩。⑥服用 AEDs 的癫痫女性所分娩的新生儿，应在出生后肌内注射维生素 K 1mg。⑦建议患者在分娩前做好哺乳及照顾孩子的计划，尤其应充分考虑母子的安全，并及时调整患者分娩后的 AEDs 剂量，尤其是妊娠中 AEDs 加量较大的患者，产后 AEDs 浓度会积聚上升，如不及时调整 AEDs 浓度可致药物中毒。

1.9 孕期服用抗癫痫药物是否会导致胎儿畸形?

孕期使用 AEDs 导致胎儿畸形的危险性高于正常人群 2 ～ 3 倍，并可导致后代远期认知及行为障碍。AEDs 只有透过胎盘才能影响到胎儿健康，几乎所有的 AEDs 都能通过胎盘途径进入胎儿体内，胎儿暴露于较高浓度的 AEDs，再加上他们早期药物清除能力尚未健全，AEDs 在胎儿体内不断蓄积，导致胎儿畸形的风险很大。在所有 AEDs 致畸胎的报道中，神经管缺损最常见，还有低位耳、精神运动迟滞、腹股沟疝、鼻孔外翻、小头、头面畸形、鼻梁扁平、脊椎裂等报道。

大剂量丙戊酸（超过 800mg/d）以及联合丙戊酸的多药治疗的致畸风险明显增加。来源于国际 AEDs 及妊娠登记中心 EURAP 的报告明确指出孕妇每天服用小于 700mg 的丙戊酸钠致畸胎风险度为 5.6%，服用 700 ～ 1500mg 丙戊酸钠致畸胎风险度为 10.4%，服用大于 1500mg 丙戊酸钠致畸胎风险度为 24.2%。临床研究证实托吡酯也存在较高的致畸性。目前尚无足够的证据评估新型 AEDs（加巴喷丁、左乙拉西坦）的致畸性。

1.10 女性癫痫患者如何选择分娩方式？

大多数癫痫产妇能正常分娩，但疼痛、情绪过度紧张、睡眠不足、过度换气等因素都可增加分娩期癫痫发作的危险。建议癫痫产妇在有癫痫诊疗经验和设备的产科中心分娩，分娩过程尽量避免各种诱发发作的因素，分娩中及分娩后均应按时按量服用 AEDs 或以其他途径给予足量 AEDs。患者若在妊娠后期出现频繁的全面强直-阵挛发作或部分性发作的时间较长，应考虑通过剖宫产提前结束妊娠。如果在分娩过程中出现癫痫发作，应尽快采取措施终止发作，可选用地西泮等静脉注射，必要时按照癫痫持续状态治疗方式处理，同时采取措施尽快结束分娩，做好新生儿抢救准备。

1.11 女性癫痫患者可以母乳喂养后代吗？

对患有癫痫的母亲，国际抗癫痫联盟（ILAE）及美国神经病学学会提倡母乳喂养其后代。接受哺乳的婴儿暴露于 AEDs 的剂量取决于由母体血浆转移至母乳中的 AEDs 量、胎儿对药物的吸收量及清除能力，故母亲在哺乳期应当服用可控制癫痫发作的最小剂量，以降低对婴儿的影响。

1.12 绝经后女性癫痫患者服用抗癫痫药物有哪些注意事项？

老龄、绝经和部分 AEDs 的副作用都是骨质疏松发生的重要原因，再加上部分 AEDs 有头晕、走路不稳一类的副作用，老年女性癫痫患者发生骨折的风险也较正常老人呈数倍增加。因此，非肝酶诱导的 AEDs 是绝经期癫痫女性的推荐，且对长期服用 AEDs 的绝经期及绝经后癫痫女性应常规监测骨密度。已确诊骨质疏松的癫痫更年期女性，首先需通过生活习惯改变来阻止骨质疏松的发展，如增加适度的体育锻炼，但要防止跌倒、戒烟、停止嗜酒等。其次，钙剂、维生素 D、二膦酸盐、降钙素、雷洛昔芬等都是可能有效的药物。具体剂量国际上已有一些专家共识，服用苯巴比妥、苯妥英钠、卡马西平、丙戊酸钠这些传统 AEDs 的患者，推荐绝经前女性至少每天 1000mg 钙＋ 400IU 维生素 D，绝经后 1500mg 钙＋ 600IU 维生素 D。

2. 儿童癫痫

2.1 儿童癫痫的常见原因有哪些？

2015 年国际抗癫痫联盟（ILAE）分类工作组将癫痫病因分为 6 类：遗传性、结构性、代谢性、免疫性、感染性及病因不明性。与儿童癫痫关系密切的为以下几种：

（1）遗传因素：癫痫患儿的家系调查、双生子研究、头颅影像学、脑电图分析等均已证实，遗传因素在癫痫发病中起重要作用。包括单基因遗传、多基因遗传、染色体异常、线粒体脑病等。

（2）出生期及围产期脑损伤：颅内出血和出生窒息（缺血缺氧性脑病）与日后的癫痫明显相关。其他因素，如孕期子痫、毒血症、产钳助产、脐带绕颈、低出生体重、新生儿癫痫发作等，对日后癫痫的发生影响有限。

（3）脑内结构异常：其他的先天或后天性的脑损伤，如脑发育畸形、染色体病和先天性代谢病引起的脑发育障碍、脑变性和脱髓鞘性疾病、肿瘤以及颅内感染、脑外伤后遗症等。

2.2 热性惊厥与儿童癫痫应如何鉴别？及其处理原则？

热性惊厥（FS）又称高热惊厥，是小儿时期最常见的惊厥性疾病，首次发病年龄多于生后 6 个月至 3 岁之间，男孩稍多于女孩。热性惊厥发生在疾病初期体温骤然升高时，发热可与抽搐同时发生，也可发生在抽搐之前或之后，总之，与发热密切相关。70% 以上热性惊厥发生与上呼吸道感染有关，其他伴发于出疹性疾病、中耳炎、下呼吸道感染等疾病，但绝不包括颅内感染、感染中毒性脑病等颅脑病变引起的急性惊厥。

热性惊厥多为自限性惊厥发作，通常对于首次或多次单纯性热性惊厥的患儿，不推荐进行连续的或间歇性的抗癫痫治疗。大多数的 FS 呈短时程、单次发作，可以不予止惊治疗。若惊厥发作持续时间＞5min，需尽快使用药物止惊。咪达唑仑肌内注射具有很好的止惊效果，且不必开放静脉通道，是目前较好的选择。退热药可以减少患儿的不适和家长的焦虑，但不会降低 FS 复发的风险。因此应告知家长不必过分积极地使用退热药物。

2.3 儿童癫痫的鉴别诊断（表 3.1）？

表 3.1 儿童期不同年龄阶段的癫痫常见鉴别诊断

年龄段	鉴别诊断
新生儿和婴儿期（0～1 岁）	呼吸异常（窒息发作、屏气发作）、运动异常（抖动或震颤、良性肌阵挛、惊跳反应、点头痉挛、异常眼球活动）、代谢性疾病（低血糖、低血钙、低血镁、维生素 B_6 缺乏）
幼儿期及学龄前期（1～6 岁）	睡眠障碍（夜惊症、睡行症、梦魇）、习惯性阴部摩擦、惊跳反应、腹痛、注意力缺陷、晕厥
学龄期（6～12 岁）	晕厥、偏头痛及头痛、抽动症、发作性运动障碍、精神心理行为异常（焦虑、恐惧、暴怒）、睡眠障碍

2.4 儿童患者选择抗癫痫药物有哪些注意事项？长期用药是否会影响智力发育？

除了遵循 AEDs 治疗的基本原则，掌握癫痫综合征的一线用药外，还需注意以下事项：①在使用可能影响儿童生长发育和认知功能的 AEDs 时，避免大剂量使用；②儿童生长发育不同时期药物代谢具有不同特点，应按每千克体重计算每日给药量，并结合临床疗效和血药浓度调整给药剂量；③注意监测药物不良反应，定期查肝功能、血常规等，尤其应注意丙戊酸在年龄小于 2 岁或有遗传代谢病的儿童发生肝损害的危险性增加；④有些儿童期特殊的癫痫性脑病（如 West 综合征、Lennox-Gastaut 综合征、Landau-Kleffner 综合征等）除 AEDs 治疗外，可选用肾上腺皮质激素、生酮饮食等特殊治疗方法；⑤如果有以下情况发生，患儿即使首次发作也可考虑及早用药，如脑电图示频繁的癫痫样放电、伴随神经功能异常、神经影像学检查显示存在相关结构异常以及家长有强烈愿望等。⑥一些良性的儿童癫痫综合征因可自发缓解，不应过度治疗。

AEDs 所致的智力发育损害一般为可逆性，主要体现在记忆、注意力以及精神运动能力方面。对于癫痫患儿的智力发育损害，应采取恰当的防治策略，包括针对病因进行治疗、积极控制癫痫发作、尽可能使用对认知损害较小的 AEDs（如拉莫三嗪、奥卡西平、左乙拉西坦等），并进行教育和心理干预等。

2.5 儿童癫痫患者可以接受正常预防接种吗?

疫苗接种是提高机体特异性免疫力的可靠手段，对于大多数癫痫患儿疫苗接种同样安全可靠。虽然部分癫痫患儿可能存在诱发癫痫发作的风险，但一般不影响患儿的远期预后，不应简单地把癫痫列为所有疫苗接种的禁忌证。如果癫痫诊断尚未明确，或癫痫发作尚未控制，或伴发其他进行性脑部疾病，应等待诊断明确，或癫痫发作完全控制半年以上，或原发病因稳定后再恢复正常疫苗接种程序。

2.6 癫痫及抗癫痫药物对儿童的生长发育有影响吗?

癫痫反复发作和长期应用 AEDs 都可能对儿童生长发育造成一定影响。癫痫发作可影响儿童期重要的激素——生长激素的分泌；其次反复的癫痫发作还可影响到肾上腺皮质激素、性激素、甲状腺激素的释放，干扰骨代谢，促进骨质疏松的形成。而长期应用 AEDs，特别是肝酶诱导型的传统 AEDs 几乎都会影响患者的骨代谢，可能出现骨密度下降、骨生化指标异常（骨形成减少或骨吸收增加），从而影响患儿的身高，甚至增加骨折风险。长期应用 AEDs 可造成甲状腺激素水平下降，引起亚临床型甲状腺功能减退，进一步导致认知功能损害，主要表现为认知发育迟缓和学习障碍。目前认为新型抗癫痫药物均较传统抗癫痫药物的副作用少，合理使用一般不会对患儿生长发育造成明显影响。

2.7 如何对儿童癫痫患者进行防护？

（1）介绍安全防护知识：向年长患儿及家属介绍癫痫的病因、临床表现，指导患儿及其家长关注自身发病的先兆及规律。指导家属掌握癫痫发作时的先兆症状，如幻听、心悸、出汗、唾液多等；掌握抢救措施，如发作时立即让患儿平卧，避免摔伤。为癫痫患儿准备合适安全防护用具、采取有效安全防护措施十分重要。

（2）癫痫发作时应采取科学有效的现场紧急处理：保持呼吸道通畅，不要采取无效甚至有害的不当措施，例如强行往患儿口腔塞入任何物品，过分用力掐人中穴位或强力制止肢体抽搐等，以免造成不必要的伤害。如发作持续超过 5min 或超过平时的发作时间，应及时送往医院进行急救处理，以免发展成癫痫持续状态。

3. 老年癫痫

3.1 老年癫痫的常见病因有哪些？

老年癫痫病因以继发性为主，常见病因是脑血管意外、头外伤、颅内肿瘤、变性疾病、中枢神经系统感染以及药物和代谢性因素。①脑血管意外：卒中是老年癫痫的最主要病因。卒中后癫痫患者中，有 2/3 是在卒中后 5 年内患病的，其中大多数发生在 1 年内。②外伤：老年癫痫 20% 的病因是头部外伤，是难治性癫痫的常见原因。发生癫痫的风险取决于外伤的部位和严重程度。③颅内肿瘤：约有

10% 的癫痫发作与颅内肿瘤有关，尤其是神经胶质瘤、脑膜瘤。④神经系统变性疾病：在变性疾病的任何时期都可能有癫痫发作，尤其是晚期更易发生癫痫。⑤中枢神经系统感染：脑炎或脑膜炎患者发生癫痫的风险是普通人群的 7 倍，患癫痫风险在感染后 5 年内最高。⑥药物和代谢性因素：由于老年人共病的存在，使用的药物可能有致癫痫作用。例如抗精神病药物、抗抑郁药、抗生素类、茶碱、左旋多巴、噻嗪类利尿剂，此外酒精戒断、一氧化碳中毒等都会诱发癫痫发作。另外电解质紊乱、发热性疾病、低血糖或高血糖以及甲状腺功能减退等代谢性疾病也会诱发癫痫发作。

3.2 老年癫痫有什么临床特点？

老年人癫痫的发作类型、脑电图、癫痫持续状态、药代动力学、共病等临床特征均与一般人群有很大不同。①发作类型：老年人首次出现痫性发作时，48% ～ 70% 的发作类型为局灶性或局灶继发全身性，其中 10% ～ 30% 的患者可能在发病时就出现强直-阵挛性癫痫持续状态。②脑电图：老年急性癫痫患者中异常脑电图占 61.7%，这些异常情况包括背景不对称（3%）、弥漫性慢波（32.8%）和局灶性慢波（7%）。癫痫样电活动在 1/3 患者中出现，并且以颞叶和额颞叶为主。③癫痫持续状态：老年人癫痫持续状态的发病率和病死率高于 65 岁以下的人群。④药代动力学改变：老年人由于肾功能的生理性减退，药物清除减少，对 AEDs 的药效学敏感性增加，使得不良反应的易感性增加。⑤共病：老年患者常有脑血管病、变性病、代谢性疾病等与癫痫共存，基础疾病多且病情复杂，服用药物多，代谢缓慢，这些都可能增加癫痫并发症的发作概率，同时癫痫也会加重已有的基础疾病，增加病死率。

3.3 老年癫痫应与哪些疾病鉴别?

老年癫痫误诊率和漏诊率都较高，其临床症状多不典型，以下列出老年癫痫常见鉴别诊断。①神经系统：短暂性脑缺血发作、全面遗忘综合征、偏头痛、不宁腿综合征；②心血管系统：血管迷走性晕厥、直立性低血压、心律失常、颈动脉窦综合征、器质性心脏病；③内分泌 / 代谢性：低血糖症、低钠血症、低钾血症；④睡眠障碍：睡眠呼吸暂停综合征、快速眼动睡眠紊乱、发作性睡病；⑤精神性：心因性非癫痫发作。

3.4 老年癫痫患者选择抗癫痫药物的原则是什么?

老年癫痫多为症状性癫痫，部分性发作占多数。①国际抗癫痫联盟（ILAE）指南提出，拉莫三嗪和加巴喷丁被认为比卡马西平更适合应用于首次部分性发作的老年癫痫患者。②对有明确诱因的发作，应尽量避免诱发因素。③首选单药治疗。避免药物用量过大或加药速度过快，加强血药浓度监测。④多数老年癫痫患者服用单一 AEDs 即有效，但少数患者需要联合用药。药物联合治疗应尽量选择不同作用机制药物，避免相同不良反应药物的合用。

3.5 合并其他全身疾病的老年癫痫患者应怎么选择抗癫痫药物?

老年癫痫患者常合并抑郁、认知功能障碍、肝肾功能异常等其他疾病。因此，老年患者除了 AEDs 外常需服用多种其他药物，故在药物选择时应充分考虑其他药物与 AEDs 之间的相互作用。就此问题，多位国内一线癫痫专家的建议见表 3.2。

3.6 癫痫及抗癫痫药物会加重骨质疏松吗?

癫痫及 AEDs 共同作用可引起骨密度减低，最主要临床

表 3.2 老年患者合并其他疾病时 AEDs 的选择

共患病	全面性发作		部分性发作	
	首选	一线药物	首选	一线药物
伴抑郁	VPA，LTG	VPA，LTG	LTG，OXC	LTG，OXC，CBZ，VPA
伴行为问题	VPA，LTG	VPA，LTG	CBZ，LTG，OXC	CBZ，LTG，OXC，VPA
伴肾衰竭	VPA	VPA，LTG，LEV*	LTG	LTG，LEV*
HBsAg（+）肝功能（–）	TPM，LEV	TPM，LEV，LTG	OXC	TPM，LEV，LTG，OXC
HBsAg（+）肝功能（+）	TPM，LEV	TPM，LEV，LTG	TPM，LEV	TPM，LEV
肝病（除外乙肝）	TPM，LEV	TPM，LEV，LTG	TPM，LEV	TPM，LEV
伴认知损害	LTG	LTG，LEV，VPA	LTG，OXC，LEV	LTG，OXC，LEV

注：VPA：丙戊酸；LTG：拉莫三嗪；LEV：左乙拉西坦；TPM：托吡酯（妥泰）；OXC：奥卡西平；CBZ：卡马西平；*：左乙拉西坦在肾衰竭患者中使用时需酌情减量

结果就是骨质疏松，最严重的结果就是骨折。对儿童和成人癫痫患者骨密度的观察都非常重要，而且有必要对这部分患者进行骨质疏松的预防。补充钙剂、维生素 D、二膦酸盐、降钙素，激素替代治疗、雌激素调节等都是对骨质丢失的有效治疗手段，补充维生素 K 可能也是有效的方法之一。

3.7 老年癫痫患者预后如何？

影响癫痫的预后因素包括癫痫的自然病史、病因、病情和治疗情况等。老年癫痫中能找到明确癫痫病因的患者预后较差，但总体而言，大多数癫痫患者接受 AEDs 治疗后预后较好，约 2/3 患者可获得长期发作缓解，其中部分患者完全停药后长期无发作。

第四章

脑电图在癫痫诊断治疗中的应用

1. 脑电图在癫痫的诊断、治疗中有何作用?

（1）脑电图在癫痫诊断中的作用

1）帮助确定发作性事件是否为痫性发作。

2）帮助诊断癫痫发作类型。

3）帮助诊断癫痫综合征。

4）帮助发现癫痫发作的诱发因素。

5）帮助评估单次非诱发性痫性发作后再次发作的风险。

（2）脑电图在癫痫治疗中的作用

1）辅助评估抗癫痫药物治疗的疗效。

2）辅助评估抗癫痫药物减量、停药后的复发风险。

3）难治性癫痫术前评估，辅助定位致痫区。

2. 脑电图监测的种类有哪些? 应该怎么选择?

脑电图监测包括头皮脑电图监测和颅内电极脑电图监测。

（1）头皮脑电图监测

头皮脑电图监测主要包括常规脑电图、动态脑电图和视频脑电图监测三种类型。

1）常规脑电图：记录时间多为30min左右，记录安静休息状态脑电图，观察睁闭眼状态脑电图以及闪光刺激诱发脑电图。但监测时间短，缺乏睡眠状态脑电图，癫痫样放电检出率相对较低。

2）动态脑电图监测（ambulatory EEG monitoring，AEEG）患者安装好头皮电极后，采用便携式脑电图记录设备，监测时间可达24h甚至更长。优点在于患者活动不受限制，在相对自然状态下进行监测，便携，记录时间长。但由于没有同步视频记录，不易观察到患者发作中的情况，难以判断脑电图出现异常时患者的临床表现；另外也容易混入大量动作、肌电或其他伪差，影响脑电图结果的判断。适用于发作频率相对稀疏、短程脑电图不易记录到癫痫发作者；或癫痫发作已控制，准备抗癫痫药物减量或停药前的检查。

3）视频脑电图监测（video EEG monitoring，VEEG）在常规脑电图记录设备的基础上增加同步视频记录设备，可同步拍摄患者的临床情况，易于观察脑电变化与临床症状之间的实时关系。监测时间依临床需要而定，若监测目的为癫痫诊断或药物治疗，则监测时间要求至少包括一个完整的清醒-睡眠-觉醒周期，临床多监测24h。目前该方法有取代动态脑电图监测的趋势。若监测目的为难治性癫痫术前评估，则监测时间可适当延长，以捕捉到数次患者惯常癫痫发作为目的，从而辅助判定癫痫致痫区。

（2）颅内电极脑电图监测

颅内电极脑电图监测主要包括脑皮质电图、立体定向脑电图等。

1）脑皮质电图（electrocorticography，ECoG）：将电极直接置于大脑的暴露表面，以此来记录大脑皮质的电信号。可以在手术中使用，也可以在术外环境下使用。多用于定位无创检查不易确定的癫痫起源灶、确定手术范围等。

2）立体定向脑电图（stereotactic electroencephalo-graphy，SEEG）通过影像学定位、术中导航等技术，将电极插入脑内靶向部位，直接记录特定区域的脑电图。具有定位精确、手术创伤小等特点。

3. 癫痫患者脑电图检查的敏感性与特异性如何?

（1）脑电图在癫痫诊断中的敏感性：通常指癫痫患者在发作间期进行脑电监测，能够检出脑电异常患者的比例。并非在所有癫痫患者中均能检测到发作间期癫痫样放电，通常儿童患者的发作间期癫痫样放电的检出率高于成人。普通脑电图的敏感性仅约 40%，动态 / 视频脑电图的检出率可达 80%。

（2）异常脑电图的特异性：指脑电图异常的被检查者中，癫痫患者的比例。正常人群中，10% 可出现非特异性脑电图异常，1% 可出现癫痫样放电。在有神经系统异常发现而无癫痫发作的儿童中，癫痫样放电的发生率更高。在非癫痫人群，尤其是儿童中，常见的癫痫样放电类型有中央–颞区放电、广泛性棘慢复合波发放及光阵发性反应。儿童中 60% 的中央–颞区异常放电和 50% 枕区异常放电都不伴有癫痫临床发作，仅闪光刺激可伴有癫痫发作。不能仅依靠脑电图改变来诊断癫痫，应结合患者的临床表现。

4. 脑电监测的时机怎么把握?

（1）首次痫性发作后进行脑电图监测。

（2）任何发作性临床事件确诊困难时均应进行脑电图

监测，以帮助判定是否为痫性发作。

（3）癫痫治疗过程中复查脑电图监测。

（4）若癫痫发作已控制：

1）脑电图异常，约半年至一年复查脑电图。

2）脑电图正常者可适当延长复查脑电图的时间间隔。

（5）若癫痫发作未控制：根据临床需要选择复查脑电图时机。

（6）抗癫痫药物减量、停药前进行脑电图监测：可帮助判断癫痫复发的风险。

5. 脑电图有哪些基本特征？

脑电图波形由电极对之间电位差变化形成，主要由周期（频率）、波幅及位相三个基本要素组成。

（1）脑电图的周期（频率）：是指相邻两个波谷或波峰之间的时间间隔（单位：ms）。频率是指相同周期的脑波在 1s 内重复出现的次数［单位：Hz 或周期 / 秒（c/s）］。常见脑电图频率：δ 波，0.5 ～ 4Hz；θ 波，4 ～ 7Hz；α 波，8 ～ 13Hz；β 波 14 ～ 30Hz；γ 波，＞ 30Hz。

（2）脑电图的波幅（amplitude）：两个电极之间的电位差，也称电压（voltage），单位为微伏（μV）。判读脑电图时，一般认为 7μV 或 10μV 为 1mm 的高度。根据脑电图波幅的高低，可分为四种类型：低波幅，＜ 25μV；中波幅，25 ～ 75μV；高波幅，75 ～ 150μV；极高波幅，＞ 150μV。

（3）位相（phase）：脑电图波幅与时间的对应关系。以脑电图基线为标准，波峰向上为负相波，波峰向下为正相波。

6. 正常成人清醒及睡眠脑电图有何特点?

脑电图受年龄、意识状态、用药等影响，判读脑电图时应注意。正常成人清醒闭眼、安静休息状态下，脑电活动以后头部为主的 α 节律为特征，前头部以 β 频段脑电活动为主。后头部 α 节律可在睁眼后被抑制。

根据脑电图可将睡眠分期（表 4.1），睡眠期大致可分为非快动眼睡眠期（NREM 期）和快动眼睡眠期（REM 期）。非快动眼睡眠期又可分为Ⅰ～Ⅳ期。NREM Ⅰ期（思睡期）脑电以 α 活动解体为主要特征，后期可出现顶尖波；NREM Ⅱ期特征脑电活动为纺锤波、κ 复合波，也可出现顶尖波；NREM Ⅲ期主要特征为 2Hz 以下中高波幅慢波活动占 20% ～ 50%；NREM Ⅳ期 2Hz 以下中高波幅慢波活动占 50% 以上。NREM Ⅲ期和Ⅳ期又被合称为慢波睡眠期。REM 期脑电图同 NREM Ⅰ期相似。

表 4.1　睡眠分期及脑电特征

睡眠阶段	主要特征	占总睡眠时间百分比
NREM 睡眠Ⅰ期（思睡期）	从 α 波解体到出现顶尖波	2% ～ 5%
NREM 睡眠Ⅱ期（浅睡期）	出现纺锤波、κ 复合波、仍有顶尖波	45% ～ 55%
NREM 睡眠Ⅲ～Ⅳ期（中度-深睡眠期）	可出现 κ 复合波、一些纺锤波，中度睡眠期中，2Hz 以下、波幅 75μV 以上慢波占记录页 20% ～ 50%，深睡眠期，上述慢波占 50% 以上	Ⅲ期：3% ～ 8% Ⅳ期：10% ～ 15%
REM 睡眠期	与Ⅰ期睡眠相似，锯齿波，去同步化相对快频率波；快速眼球运动	20% ～ 25%
觉醒反应	脑电波频率的突然变化，包括变化至 θ 波、δ 波、α 波或低波幅快波	＜ 5%

7. 常见的脑电图改变有哪些?

常见的异常脑电图改变主要包括：①正常脑波成分的异常改变，在清醒及睡眠期生理性脑电活动出现病理性改变，如清醒背景脑电图后头部 α 活动减慢、减弱或缺如，或睡眠期顶尖波、纺锤波缺如等。②出现异常脑电活动，如非阵发性异常，主要是指脑电基本节律的改变；阵发性异常，如阵发性尖波、棘波，或尖慢复合波、棘慢复合波等（图 4.1，表 4.2）。

8. 癫痫发作期的脑电图改变有哪些特点?

癫痫发作期脑电图不一定出现尖波、棘波等癫痫样放电。癫痫发作起始主要的脑电图变化特征有：①放电频率的改变，出现 α 或以上频率的节律性脑电活动，也可呈尖波或棘波特征，并出现募集现象，即波幅逐渐增高，频率逐渐增快；②波幅突然减低，发作开始即为局灶性或全面性的放电抑制；③波幅突然增高，如典型失神发作时，出现双侧对称性 3Hz 棘慢复合波节律爆发。

9. 常见癫痫发作类型的发作期脑电图有什么特征?

（1）全面性发作

1）强直阵挛发作：去同步化电压衰减、波幅降低→募集节律→慢波活动、多棘慢复合波。

2）典型失神发作：双侧全面性 3Hz 棘慢复合波节律暴发。

3）不典型失神发作：广泛性 1.5 ～ 2.5Hz 慢棘慢复

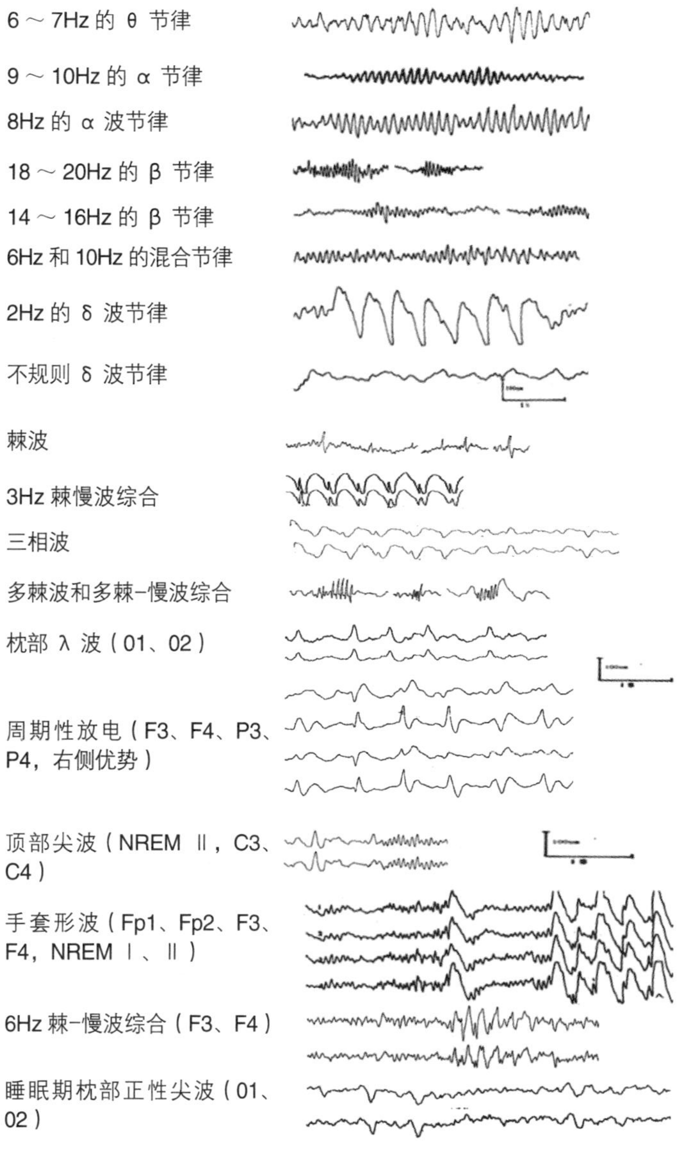
6～7Hz 的 θ 节律
9～10Hz 的 α 节律
8Hz 的 α 波节律
18～20Hz 的 β 节律
14～16Hz 的 β 节律
6Hz 和 10Hz 的混合节律
2Hz 的 δ 波节律
不规则 δ 波节律
棘波
3Hz 棘慢波综合
三相波
多棘波和多棘-慢波综合
枕部 λ 波（01、02）
周期性放电（F3、F4、P3、P4，右侧优势）
顶部尖波（NREM Ⅱ，C3、C4）
手套形波（Fp1、Fp2、F3、F4，NREM Ⅰ、Ⅱ）
6Hz 棘-慢波综合（F3、F4）
睡眠期枕部正性尖波（01、02）

图 4.1　常见脑电图改变

表 4.2 常见异常脑电图分类

非阵发性异常（慢波性异常）	阵发性异常（癫痫样放电）
局灶性非节律性慢波活动	棘波
	尖波
弥漫性和（或）双侧非节律性慢波活动	棘慢复合波
	尖慢复合波
间断节律性慢波活动	多棘慢复合波
	棘波节律

合波节律暴发。

4）肌阵挛发作：双侧对称同步棘慢、多棘慢复合波暴发，与肌阵挛的临床表现在时相上相对应。

5）强直发作：广泛性 10 ～ 25Hz 棘波节律。

（2）局灶性发作：多为局灶性起始，脑电改变可表现为节律性活动、节律性尖波或棘波、低幅快波活动募集等；有些局灶性发作头皮脑电图无明确的发作改变。

10. 如何解读脑电图报告？

脑电图检查报告通常有以下三种情况：正常脑电图、异常脑电图但非癫痫相关、异常脑电图与癫痫相关。①正常脑电图并不能排除癫痫诊断，约 60% 的癫痫患者发作间期无癫痫样放电。②异常脑电图但与癫痫无关，如一些非特异改变：脑电背景异常，弥漫性或局灶性游走性异常慢波活动，这些异常与癫痫无明确关系。③异常脑电图与癫痫相关，即发作间期癫痫样放电，棘波、尖波、棘慢（尖慢）复合波，出现上述异常放电，并不能直接判断为癫痫，在正常人群中约 1% 出现异常癫痫样放电。癫痫的诊断应结合临床表现、脑电图、影像学检查综合判断。

第五章

影像学在癫痫诊断治疗中的应用

1. 神经影像学在癫痫诊断、治疗中有何作用?

神经影像学主要用于癫痫的病因诊断、确定病变性质；评估致痫灶（致痫区）、评估脑功能区。

2. 常用的神经影像学检查方法有哪些?

常用的神经影像学检查方法，主要包括结构神经影像学和功能神经影像学两大类。结构影像学主要提供脑结构信息，包括 CT、MRI。功能影像学可测定脑的功能状态，如 PET、SPECT、MEG、血氧水平依赖的功能磁共振成像（BOLD-fMRI）。

3. 头颅计算机化断层显像（CT）/ 磁共振成像（MRI）在癫痫诊断和治疗中的优缺点有哪些?

头颅 CT 是一项常规的神经影像学检查手段，其敏感性和特异性都不如 MRI，一般不作为癫痫患者影像学检查的首选。但头颅 CT 在某些情况下有独特的优势，如：

①检出伴钙化的病灶，如 Sturge-Weber 综合征、结节性硬化、囊虫结节等；②有 MRI 禁忌证的患者，如体内有金属植入物或心脏起搏器的患者；③有 MRI 幽闭恐惧症的患者。CT 主要作为急诊排除脑出血等紧急情况或用于癫痫病因诊断的初筛检查。

头颅 MRI 可多方位、多序列成像，分辨率高，可提供很多头颅 CT 不能发现的细微结构异常，是癫痫患者影像学检查的首选项目。

4. 癫痫患者 MRI 检查有哪些注意事项?

建议采用高场强（≥ 1.5 Tesla）MRI 设备，尤其是 3.0T 设备，在癫痫诊断方面其相比低场强设备有更高的准确度。基于 T1WI 结构像序列，二维采集序列，如自旋回波序列，推荐采用平行海马长轴方向（而不是常规沿前后联合连线方向）进行斜轴位定位，在保证信噪比条件下，尽可能采用薄层无间距扫描；基于 T2WI 的序列，扫描方位同 T1WI；T2 液体衰减翻转恢复序列（T2-FLAIR）扫描，可分别采取平行及垂直于海马的方向进行扫描，至少采集垂直于海马方向的斜冠状位。婴幼儿大脑仍在发育，首次 MRI 检查可能不能发现异常，应在 18 月龄后再次复查 MRI。

5. 癫痫常见病因的头颅 CT 和 MRI 图像有何特征?

（1）海马硬化基本表现包括海马萎缩及信号异常。海马萎缩的 MRI 征象表现为：海马形态变小、内部正常结构消失及侧脑室颞角的扩大。还可表现为相邻颞叶结构的萎缩，以及同侧丘脑、杏仁核及纹状体萎缩。海马信号异常的基本征象是表现为T2WI信号的增高，在T2-FLAIR序列上更加明显。

（2）脑发育异常常见的类型包括局灶性皮质发育不良、灰质异位、结节性硬化等。II型局灶性皮质发育不良典型征象为T2-FLAIR上尖端指向侧脑室的片状白质高信号。III型的诊断时需要注意合并同侧海马硬化等征象的检出。对于具有钙化成分（如结节性硬化、Sturge-Weber综合征等），推荐结合CT及SWI扫描。

（3）颅内肿瘤。应结合增强MRI判断。主要表现为占位效应、周围胶质增生或水肿，强化明显。

（4）缺血缺氧性脑病、脑外伤。缺血缺氧性脑病MRI表现为侧脑室后角附近白质长T2信号改变，可伴有局部的脑萎缩和脑软化。脑外伤MRI表现为病变部位相关的组织缺失、软化、周围组织的萎缩及长T1长T2信号的胶质增生影。

（5）中枢神经系统炎性病变。除严重感染造成局部脑组织萎缩软化外，大部分癫痫患者常规MRI脑结构信号正常。

（6）脑血管畸形。动静脉畸形、海绵状血管瘤较为常见，常有出血及钙化表现。动静脉畸形，增强扫描及磁共振血管造影（MRA）有助于诊断；而海绵状血管瘤可不表现为明显强化及MRA的异常。

6. 易被误判为癫痫病因的常见结构异常有哪些?

脑囊肿，包括脑实质囊肿、蛛网膜囊肿、脉络膜囊肿等，这些囊肿本身不含有异常神经元，不可产生异常放电从而导致癫痫，因此，不能作为癫痫的病因。但若囊肿周围的脑实质发生了结构或功能改变，可能产生异常放电导致癫痫。

第六章

癫痫共病

1. 癫痫的常见共病包括哪些？

癫痫患者可能同时患有与癫痫无因果关联的其他疾病，但是癫痫与其共病可能存在共同的病因和病理机制。癫痫常见的共病有抑郁症、焦虑症、偏头痛、精神病性障碍、抽动症、孤独症、注意缺陷多动障碍等。这些共病的发生率远高于一般人群。癫痫共病影响癫痫的预后，对于癫痫药物治疗和手术疗效有不良影响，对于癫痫共病应早期识别早期治疗。

2. 怎样识别癫痫合并抑郁及如何处理？

抑郁障碍在癫痫患者中十分常见，患病率高达 30%，自杀率明显高于普通人群，因此及时识别癫痫患者抑郁及处理很重要。诊断时应注意以下几点。①病史询问：认真询问患者是否有情绪低落，对事物丧失兴趣，精力下降等抑郁症状。②了解癫痫类型与抑郁发作时间分布的关系：发作期抑郁常见于颞叶癫痫患者，发作后期抑郁多见于额颞叶癫痫患者。③使用抑郁量表对患者进行评估：可使用目前国际上通用简便易行的 NDDI-E 中文版评估量表进行抑郁初筛，筛选出的抑郁患者再使用常用的抑郁评估量表如汉密尔顿抑郁量表、宗氏抑郁量表等进行评估。④对于抑郁症状严重的患者如有自杀倾向应由精神心理医生进行评估。

对于癫痫合并抑郁的患者应在抗癫痫治疗的同时积极进行抗抑郁药物治疗，并可辅以心理行为治疗。5-羟色胺再摄取抑制剂（SSRIs）和去甲肾上腺素再摄取抑制剂（SNRIs）均可用于癫痫合并抑郁患者的抗抑郁治疗；对于某些具有情绪稳定作用的 AEDs 如丙戊酸、拉莫三嗪、奥卡西平、卡马西平，可在不违背治疗原则的前提下使用；而对于某些具有情绪负性影响作用的 AEDs 如托吡酯（妥泰）、左乙拉西坦可在不违背治疗原则的前提下避免使用。

3. 怎样诊断癫痫合并焦虑及如何处理?

焦虑障碍是以焦虑症状为核心表现的一组疾病，也是癫痫患者的常见并发症，发病率为 14% ～ 25%。常见癫痫合并焦虑的类型包括广泛性焦虑障碍、惊恐障碍、社交焦虑障碍、创伤后应激障碍和强迫障碍。

诊断癫痫合并焦虑应采用焦虑量表对患者进行评估：可使用 GAD-7 中文版评估量表进行焦虑初筛，筛选出的焦虑患者再使用常用的焦虑评估量表如汉密尔顿焦虑量表、宗氏焦虑量表等进行评估。对于焦虑症状严重的患者应由精神心理医生进行评估。

对于癫痫合并焦虑的患者应在抗癫痫治疗的同时积极进行抗焦虑药物治疗。常用药物包括 SSRIs、SNRIs 和苯二氮䓬类，此类患者亦可辅助以心理行为治疗。AEDs 的选择上同癫痫合并抑郁患者：在不违背治疗原则的前提下使用具有情绪稳定作用的 AEDs，避免使用某些具有情绪负性影响作用的 AEDs。

4. 癫痫患者会经常头痛吗？癫痫并发偏头痛的处理原则是什么？

头痛是癫痫患者的常见症状，可在患者癫痫发作前、发作中及发作后出现。偏头痛是癫痫患者的常见共病。癫痫患者中偏头痛发生率为 8.4% ～ 23%，而偏头痛患者中癫痫发生率为 1% ～ 18%，应注意鉴别。偏头痛与癫痫很可能具有共同的发病机制，因而控制癫痫可减少偏头痛发生。托吡酯和丙戊酸是美国食品药品管理局（FDA）批准用于预防偏头痛发作的药物，同时也是治疗不同类型癫痫的广谱抗癫痫药物，对癫痫并发偏头痛的患者在不违背治疗原则的前提下可使用托吡酯或丙戊酸作为单药治疗或添加治疗。

5. 怎样识别癫痫合并双相情感障碍及如何处理？

癫痫患者合并双相情感障碍发生率约为 10%，是正常人群的 7 倍，表现为情绪不稳定、易激惹、愤怒、欣快和夸张。识别双相情感障碍需仔细询问病史，询问患者是否有心境高涨，精力和活动增加，或心境低落，精力和活动减少。处理时应在选择对情绪有正性作用的抗癫痫药物的基础上选择情感稳定剂，共患双相抑郁的患者在情感稳定剂充分治疗的基础上可联用抗抑郁药物改善抑郁症状。

6. 怎样识别癫痫合并孤独症及如何处理?

孤独症也称自闭症或孤独性障碍，是广泛性发育障碍的常见疾病，临床表现为社交功能障碍、交流困难，认知障碍和语言发育迟滞，常伴发多动、重复刻板行为等行为障碍。癫痫患者合并孤独症和智力障碍的发病率为4%～22%，约是正常人群的2.7倍，额叶癫痫、结节性硬化和癫痫性脑病易并发孤独症。而孤独症患者的癫痫发病率为5%～40%，孤独症患者婴幼儿期和青春期是癫痫的好发年龄。尽早诊断治疗孤独症对于患者癫痫预后及社交功能的改善很重要，治疗年龄越小，预后越好。孤独症没有特效药物治疗，认知行为治疗可改善预后，但目前尚缺乏临床研究依据。

7. 怎样识别儿童癫痫患者合并注意缺陷障碍（ADHD）及如何处理?

注意缺陷障碍（ADHD）是指患儿无法集中注意力，频繁出现不自觉的走神，不遵从指令且不能完成学习工作任务，好动，易冲动。全面性癫痫，早发年龄和脑功能障碍与注意力缺陷综合征相关。儿童癫痫患者中，20%～50%患者合并注意力缺陷，远高于正常人群的6%～12%的发生率。癫痫儿童好动、易冲动，而癫痫合并ADHD的患儿更易出现情绪、行为和认知障碍。BECT的患儿如睡眠中频发中央颞区癫痫波发放，更易出现选择性和分散性注意障碍。利他林和安非他明可作为ADHA首选治疗，若首选治疗失败，可用阿托莫西汀、抗抑郁药物。对患儿可采用认知行为治疗。

8. 怎样识别癫痫合并人格障碍及如何处理?

人格障碍是指人格特征明显偏离正常，使患者形成异常内心体验和行为模式，表现出认知、情感、人际关系和冲动控制障碍，损害患者社交、职业等社会功能。癫痫患者人格障碍与脑再次损伤、社会歧视和长期抗癫痫药物的应用有关。人格障碍与边缘叶功能损害有关，额叶癫痫更易发生人格障碍，而颞叶癫痫患者易表现为缺乏幽默感、沉闷、依赖性强、强迫观念等。双侧颞叶损害所致癫痫患者可出现沉闷、视觉失认和性行为改变。

癫痫患者人格障碍有时难以判定，需家属确认病史和精神科医师参与诊治。需及时评价患者有无合并精神障碍或情绪障碍。一些抗癫痫药物（如左乙拉西坦、托吡酯）易引起患者攻击性强和怀有敌意，若患者人格障碍症状明显，可换用卡马西平、丙戊酸或拉莫三嗪，也可使用锂盐或抗精神病类药物。

9. 癫痫并发精神病性障碍的诊断要点和处理原则是什么?

4% ～ 30% 的癫痫患者可并发精神障碍，且常见于家族性精神病史，伴有智力下降及运动发育迟滞的患者多见。精神障碍常见于颞叶癫痫复杂部分性发作、局灶性癫痫及长病程患者。精神病性障碍的诊断要点：①患者在病程中突然出现明显的幻觉和妄想；②患者在长期抗癫痫药物治疗过程中逐渐出现以关系妄想和被害妄想为主的慢性偏执状态；③对于严重的合并精神障碍的患者由精神心理医生进行评估。

应在选择对情绪有正性作用的抗癫痫药物的基础上选择抗精神病性药物。对于急性发作的精神障碍可短期使用抗精神病性药物。对慢性精神障碍应在精神科专科医生参与下给予患者较长时间的抗精神病药物治疗。

第七章

癫痫患者的综合管理

1. 病情日记应记录哪些内容?

养成记病情日记的习惯非常重要，这样可以避免遗忘。病情日记应该记录的内容包括：时间（年、月、日、具体到几点钟）、发作的诱发因素、先兆症状、发作时的表现，包括眼睛睁闭，头是否扭转，是否吐沫，肢体抽搐的姿势，有无大小便失禁。发作后是否疲劳、困倦，发作的持续时间等；另外在日记中还应详细记录用药史，用药名称及剂量，发作之前有无漏服药物等。用药后的任何不适都应该在日记中记载，下次就诊时及时反馈给医生。

2. 如何观察药物的疗效和不良反应?

一种药物在体内要达到稳态浓度时才能发挥作用。一般来说用药时间超过 5 个半衰期才能达到稳态浓度，此时才能发挥最大疗效。而判断一个抗癫痫药是否有效，需观察 3 倍于过去发作的平均间隔时间，如患者每月平均发作 2 次，至少应观察 1.5 个月，才可知这个药物是否有效。

任何一种药物都会引起不良反应，但严重程度有很大的个体差异，抗癫痫药物常见的不良反应包括头晕、嗜睡、情绪改变、体重改变、胃肠道反应、震颤等，多数会随时间推移逐渐好转。如不良反应持续存在并影响日常工作及生活，应及时调整用药。特别是在服药后出现皮疹、过敏反应情况应立即停药及时复诊。另外如出现无力、厌食、恶心、呕吐、水肿、尿少、出血倾向（牙龈出血、便血、皮肤瘀斑等）、肥胖、月经紊乱、记忆力明显下降、明显的情绪变化等，或出现不明原因的发热、嗜睡、明显头晕，甚至出现走路不稳的情况等应及时就医，让医生判断调整用药。

3. 漏服药物该怎么办？

患者在服药时一定要尊重科学，日常工作再忙也应按时服药，只有严格按照医嘱用药，才能保证用药安全有效。如果在用药过程中发生漏服，切记不要慌张，要根据具体情况采取相应措施：如漏服发生在两次用药间隔时间的 1/2 以内者，应立即按量补服，下次按原间隔时间；如漏服时间已超过用药间隔时间的 1/2，则不必补服，下次按原间隔时间服用。

4. 食物与癫痫发作是否有关？是否需服用复合维生素？

癫痫患者基本上应和正常人一样日常饮食，但有些患者可能对特定食物过敏，并成为癫痫的诱因。癫痫患者必须戒酒，目前有明确的证据表明饮酒会诱发癫痫。尽量不摄入具有兴奋性的饮料、食物，如喝咖啡、浓茶等，但这类理论目前没有临床研究证据。服用抗癫痫药物的患者可补充服用复合维生素，育龄期或计划妊娠的患者应在医生指导下服用叶酸，抗癫痫药物和叶酸缺乏都可引起癫痫妇女生育的胎儿缺陷。生酮饮食（一种高脂、低碳水化合物的配方饮食）或低碳水化合物饮食对于癫痫的控制有帮助。维生素 B_6（吡哆醇）缺乏是某些难治性癫痫的原因之一，需在医生指导下补充。

5. 癫痫患者同时服用其他药物时有哪些注意事项?

两种或多种药物服用，会产生药物间的相互作用，药物的相互作用表现为当新服用一种药物时会影响原药物的有效性及毒副作用，如抗酸药能影响抗癫痫药的结合率，需间隔 2h，缓泻药能增加胃和小肠的活动力因而会影响抗癫痫药的吸收，睡眠障碍的患者所服用的镇静剂能增强抗癫痫药镇静安神作用，一些抗生素如亚胺培南、环丙沙星能降低惊厥发生的阈值，应在医生指导下应用。红霉素和卡马西平合用能增加卡马西平的毒副作用，抗抑郁药在抗惊厥药存在的情况下代谢速度会加快，降低其抗抑郁效果，但有一些三环类抗抑郁药能增加抗癫痫药的血药水平，抗组胺药用于咳嗽、感冒及睡眠障碍，它也能降低癫痫阈值，苯巴比妥、卡马西平等酶诱导剂能增加抗凝药华法林的代谢，合并用药需在医生指导下进行。

6. 癫痫患者家属应如何照顾患者?

癫痫患者在发作间期，应像正常人一样学习、工作和生活，作为患者的家长或家属，不要对患者，特别是孩子过度保护、过度限制，人为地把患儿（患者）变得与众不同，也不要在患者面前表现出慌张和焦虑。应带领患者到正规医院找专科医生就医，不要听信虚假广告随意更换就诊医院。应让控制较好的患者正常上学和工作，不能因为担心发作而过分限制患者的正常活动。关注、提醒患者按时、按医嘱剂量服药；注意药物可能产生的副作用，及时向医生报告，但不可自作主张换药、减药或停药；帮助患者记日记。在病情控制不好期间，患者外出时，最好有人陪伴。

目击到患者发作时要镇静，除保护患者防摔倒外，应尽可能观察患者的发作情况，包括眼睛睁闭，头是否扭转，是否吐沫，肢体抽搐的姿势，有无大小便失禁等，发作后是否非常疲劳、困倦，发作的持续时间等等，切记不要把手指伸到患者口中，也没有必要按压人中，尽可能用手机将患者发作录下来就诊时带给医生看，这样对于医生判断病情非常有帮助。

7. 癫痫患者家中有哪些易伤害患者的设施需要注意?

癫痫患者应选择宽而低的床，床下面最好放一块大的软垫或地毯，床头柜不要放置花瓶等有棱角的或易碎物品，并尽量避免患者独自在一个房间内就寝。上学住宿的学生最好选择下铺，没有下铺的应把床的护栏特殊加高。

癫痫患者不要单独用火或做饭，并远离各种热源和电源，以免发作时被烧（烫）伤或触电，洗澡前应告诉家中其他人员，避免单独一个人洗澡，也不要泡澡，以免发作时溺水。

注意家中的防护设施，如家具的棱角要加软垫包起来，卫生（洗澡）间的门要能从外面打开等，患者发作时能及时救助；在病情控制不好期间，患者外出时最好有人陪伴。

8. 如何改善癫痫患者的生活质量?

首先应正确对待，接受患病事实，要有信心，相信大部分患者能够在医生的正确诊断治疗下，病情得到控制，一小部分患者由于个体因素或耐药问题，发作不能达到完全控制，这部分患者应学会和疾病共处，调整心态。需要认识到，发作只不过是短暂的时间，在整个人生中绝大多数时间是正常的，没有必要感到害怕和绝望。癫痫患者的生活和正常人的生活差别很小，不同点主要是需每天用药，还有发作时的不适。癫痫患者完全可和正常人一样上学、就业、结婚和生育，一定要相信自己，能够做一个对社会、对家庭有贡献的人。

9. 怎么减轻癫痫患者的心理压力?

减轻心理压力，最重要的是克服羞耻感和自卑感，正确对待疾病，患者和家属应当认识到，癫痫和高血压、糖尿病等疾病性质一样，是一种慢性疾病，大多数也没有遗传性，没有必要因为患有癫痫而感到自卑和羞耻，可向周围的同事、同学及朋友诉说自己的病情，这样当癫痫发作时可得到他人的理解和帮助，并消除人们对癫痫的误解。还要增强责任心，应学会自己照顾自己，积极配合医生的治疗，学会控制自己的行为，避免生活中已知的各种诱发因素（如酗酒、熬夜、长时间上网玩游戏等）。癫痫患者及家庭应积极参加当地组织的病友会活动，多和病友交流，互相鼓励帮助，相互交流心理感受和治疗体验，消除社会孤独感。

10. 日常生活中，需要提醒癫痫患者注意的问题有哪些?

一定遵医嘱坚持长期、规律服药，定期复诊，一般用药疗程需要 3 ～ 5 年，减药、换药及停药应咨询专科医生决定，并配合家属记病情日记，把发作情况和其他的不适记录下来，及时与医生沟通；要保证足够睡眠，生活规律，不能过度劳累；戒酒。避免使用名字中带有“xx 西林”（青霉素类）或“xx 沙星”类的消炎药。疾病没有控制好前禁止游泳、登高、泡澡等，避免高空作业，农村的女性患者应避免在河边洗衣服，以免发作时溺水，避免长时间玩手机及打电子游戏，尽量避免环境中的强光刺激，特别是闪光刺激。

11. 癫痫患者可以正常上学、工作、驾驶吗?

癫痫患者应通过对病情和智力水平的评估，在医生的指导下确定其接受教育的能力和就业能力。癫痫儿童及青少年在发作基本控制或日间发作不频繁的情况下，应尽可能坚持完成正常学业。家长不要因为孩子患有癫痫而放松要求使其荒废学业。但也应根据患儿的实际情况指导其学习，不要施加过大的压力。如果孩子有可能在学校发作，应和老师沟通以取得理解，并使孩子在发作时能得到适当处理。